REALIDAD DE LA DIABETES

REALIDAD DE LA DIABETES

LA SOLUCIÓN ESTÁ EN TUS MANOS
PARA MÉDICOS, EDUCADORES Y ESPECIALISTAS EN EL ÁREA

DR. MARIO EDUARDO MARTINEZ SÁNCHEZ

Número de Control de la Biblioteca del Congreso de EE. UU.:   2021918697
ISBN: Tapa Dura   978-1-5065-3841-9
             Tapa Blanda   978-1-5065-3840-2
             Libro Electrónico   978-1-5065-3842-6

Este libro es una obra de no ficción. A menos que se indique lo contrario, el autor y el editor no hacen ninguna garantía explícita en cuanto a la exactitud de la información contenida en este libro y en algunos casos, los nombres de personas y lugares se han modificado para proteger su privacidad.

Información de la imprenta disponible en la última página.

Fecha de revisión: 21/09/2021

Para realizar pedidos de este libro, contacte con:
Palibrio
1663 Liberty Drive
Suite 200
Bloomington, IN 47403
Gratis desde EE. UU. al 877.407.5847
Gratis desde México al 01.800.288.2243
Gratis desde España al 900.866.949
Desde otro país al +1.812.671.9757
Fax: 01.812.355.1576
ventas@palibrio.com
827433

ÍNDICE

PRIMERA PARTE

SEGUNDA PARTE

PRÓLOGO

El 14 de abril del 2021, en la Cumbre Mundial sobre la Diabetes (a cien años del descubrimiento de la insulina), la Organización Mundial de la Salud (OMS) lanzó el "pacto Mundial contra la Diabetes" el cual tiene como objetivo dar un muy necesario impulso a los esfuerzos para prevenir la diabetes y brindar tratamiento a todos los que lo necesiten. "La necesidad de tomar medidas urgentes contra la diabetes es más clara que nunca", dijo el Dr. Tedros Adhanom Ghebreyesus, Director General de la OMS. El número de personas con diabetes se ha cuadriplicado en los últimos 40 años. Es la única enfermedad no transmisible para la que el riesgo de morir prematuramente esté aumentando, en lugar de disminuir.

"Un objetivo clave del Pacto Mundial contra la Diabetes es unir a las partes interesadas clave de los sectores público y privado y, de manera crítica, a las personas que viven con diabetes, en torno a una agenda común, para generar un nuevo impulso y co-crear soluciones", ha señalado el Dr. Bente Mikkelsen, director del Departamento de Enfermedades No transmisibles de la OMS. El Pacto también promoverá el cumplimiento del compromiso asumido por los gobiernos e incluir la prevención y el tratamiento de la diabetes en la atención primaria de salud y como parte de los paquetes de salud universal.

Uniéndonos a los esfuerzos de la OMS, hemos integrado la información sobre el panorama epidemiológico de la diabetes, la importancia del Programa de Educación en Salud y Nutrición de la Fundación EDUSANU para la prevención de la diabetes y los programas internacionales y nacionales contra la diabetes esperando que sea de utilidad para los médicos, las autoridades de salud, educativas y deportivas, los investigadores y la sociedad en general, en la lucha constante contra la diabetes, sus complicaciones y enfermedades asociadas que en conjunto constituyen hoy, la principal causa de enfermedad y muerte en la mayor parte de los países del mundo y las que generan el mayor gasto en salud a nivel personal, familiar, institucional y social.

Seguido de ello, se presentan las guías que utilizamos en la Clínica de Diabetes CLIDNE, para que los médicos las proporcionen a sus pacientes, en ellas se desglosan en forma clara y sencilla los aspectos básicos que deben conocer los pacientes con diabetes y sus familiares con el objetivo de que puedan alcanzar un buen control de la diabetes y evitar o retrasar sus complicaciones.

Los cinco puntos cardinales en el tratamiento de la diabetes que son: El plan de alimentación particularizado, la práctica de actividad física, el mantenimiento del estado de salud, manejo del aspecto emocional y cumplimiento del tratamiento médico, se abordan desde sus diferentes perspectivas para dar las bases que permitan la auto implementación de cada uno de los puntos por parte del paciente.

La información sobre las enfermedades asociadas como son la obesidad, la hipertensión y las dislipidemias que favorecen los padecimientos cardiovasculares que son la principal causa de muerte en todo el mundo, el conocimiento de las complicaciones de la diabetes, las formas de identificarlas para poder manejarlas y evitar o retrasar su desarrollo para no llegar al gran deterioro de calidad de vida y discapacidades que causan la neuropatía, el requerimiento de diálisis por la insuficiencia renal, la amputación de extremidades y la perdida de la vista entre otras más.

La importancia de los estudios de laboratorio y de gabinete para detectar en forma temprana las complicaciones, los grados de control y descontrol de la diabetes y su identificación a través del monitoreo glucémico particularizado, y muchos más aspectos, que se abordan en este manual, permiten al paciente ubicar su propia realidad, conocer los riesgos que conlleva y tomar las decisiones oportunas para manejar en forma personalizada las características de su propia diabetes y de sus complicaciones o enfermedades asociadas existentes.

El conocimiento de la prediabetes, la importancia de su reconocimiento y tratamiento para evitar el desarrollo de la diabetes en sus familiares, brinda al paciente la claridad del porqué los tratamientos actuales deben proyectarse hacia el ámbito familiar y no solo hacia la persona con diabetes, para de esta manera llevar un beneficio sobre el estado de salud de sus seres queridos.

Todos los contenidos de las guías, están basados en las recomendaciones internacionales que en los últimos años han sido propuestas por diversas organizaciones internacionales, así como en libros y artículos científicos publicados.

Para concluir, termino este prólogo con una frase que sigue siendo una gran verdad y que fue escrita hace más de 100 años por Elliot O. Joslin:

"La educación no es parte del tratamiento de la diabetes… es el tratamiento".
Dr. Mario Eduardo Martínez Sánchez

AGRADECIMIENTOS

A todos los profesores investigadores que con su trabajo aportaron información relevante a este libro; a todos mis pacientes, que durante toda mi trayectoria han provocado que continúe aprendiendo para lograr cambios en sus vidas y en la mía como profesional.

A mis padres, Rosa María Sánchez Montiel y José Martínez Bastida, quienes, ya no están, pero que fueron una de las razones por las que decidí orientar mi vocación medica por este camino, y a mi hermosa familia, Lilia, Luz, Dani, Pavi y a mis nietos. Angelic, André, Victoria y Mariu, que están ahí para que cumpla mis sueños y forjan el deseo de querer alcanzar muchos más.

Y muy especialmente de Pavlova para José de Jesús Cruz Muñoz, quien es ahora una estrella en el cielo, que nos acompañara siempre.

INTRODUCCIÓN

La Federación Internacional de Diabetes (FID), señaló que en el año 2000 existan 151 millones de personas con diabetes en el mundo, aumentando para el 2011 a 366 millones. En el 2017 ya eran 425 millones y en el 2019 se incrementó a 468, (48 millones en 2 años), si consideramos un incremento similar en 2020 y 2021, tendríamos para el 2022, 500 millones de personas con diabetes.

Este alarmante incremento de la diabetes en las últimas décadas ha condicionado que la OMS la defina como un problema prioritario de salud pública a nivel mundial, ya que está causando la muerte de millones de personas en todo el mundo.

El impacto socioeconómico de la diabetes va mucho más allá de su mortalidad, ya que, al ser la principal causa de ceguera, de amputación de extremidades inferiores y de diálisis peritoneal, aunado a otras complicaciones, a la discapacidad, al ausentismo laboral y al alto gasto en consultas médicas, medicamentos, estudios de laboratorio y gabinete, hospitalizaciones y muerte prematura, representa un alto porcentaje del gasto social, institucional y familiar en casi todos los países del mundo.

La FID estima que la diabetes causo al menos 760 mil millones de dólares (USD) en gastos de salud en 2019.

Según datos del 2017, la región de América del Norte y Caribe tiene la prevalencia más alta (11%). Dentro de esta región se sitúa México con un 10.8 % de prevalencia de diabetes, de acuerdo a los resultados de la encuesta nacional de salud 2018 (ENSANUT-2018).

La estimación de gastos por diabetes en México para el 2019 se estimó en 17 mil millones de dólares.

La población en edad laboral (20-64 años) aglutina más de 75% de los casos de diabetes en el mundo lo que condiciona una mayor repercusión socioeconómica. La principal afectación de la diabetes se está presentando en los países de bajos y de medianos ingresos donde se registran más del 80% de las muertes por diabetes, y donde el alto gasto que están teniendo en la atención de la diabetes y sus complicaciones afecta directamente su desarrollo económico y social.

La diabetes deteriora la calidad de vida de los pacientes, quienes tienen un alto índice de atenciones médicas, hospitalizaciones, incapacidades, ausentismo laboral, uso de medicamentos, requerimiento de estudios y un deterioro de sus sistemas inmunológicos, que los hacen más propensos a un gran número de enfermedades adicionales. Todo ello tiene un gran impacto negativo en el desarrollo económico y social de las familias que transciende hacia toda la sociedad.

Actualmente se estima que casi el 100% de los mexicanos adultos tienen algún familiar con diabetes, es por ello que la educación en diabetes debe ser promovida no solo en los pacientes sino también en sus familiares y en toda la población en general.

La obesidad es considerada el principal factor de riesgo para el desarrollo de diabetes, y mientras más temprana sea la edad del inicio del sobrepeso y de la subsecuente obesidad, mayor es el riesgo de presentar diabetes por ello los programas de prevención son más efectivos si se realizan a menor edad.

La encuesta nacional de salud (ENSANUT) 2018-2019, reportó que, en México, la obesidad y el sobrepeso afectan al 35.5% de los niños de 5 a 11 años de edad, al 38.5% de los jóvenes de 12 a 19 años y al 75% de los adultos, lo que le sitúa en los primeros lugares a nivel mundial.

En el 2012 la afectación de sobrepeso y obesidad se presentó en el 34.4% de los niños y en el 27.9% de los jóvenes.

Este alto incremento principalmente en la población joven, pone de manifiesto la gravedad de este problema prioritario de salud pública. El programa de Educación en Salud y Nutrición de la Fundación EDUSANU, ha demostrado su efectividad en la disminución del sobrepeso y obesidad en niños y jóvenes por lo que se considera una estrategia de alto impacto para la prevención de diabetes a mediano y a largo plazo. Es necesario y urgente que las autoridades educativas contribuyan a que se integre a este programa, al mayor número posible de escuelas de educación básica y media para lograr un significativo impacto y transcendencia en la disminución de la obesidad y el sobrepeso y en la prevención de la diabetes y las enfermedades relacionadas con ella.

Mención especial es la pandemia del coronavirus que ha venido a cambiar nuestra forma de vivir y algunas concepciones sobre los aspectos de salud y enfermedad, los pacientes con diabetes, mal controlada pueden presentar formas más graves del coronavirus y una mayor mortalidad. El control de la diabetes se vuelve ahora un problema de vida o muerte.

La infección por Covid19, se ubicó en el 2020 y en el 2021 en México como la segunda causa de muerte, después de las enfermedades cardiovasculares, dejando en tercer lugar a la diabetes.

Al 18 de junio del 2021, México se ubicó en el lugar número 15 con respecto al número de personas con coronavirus con 2, 471, 741 de casos y en un cuarto lugar con 230, 959 muertes (después de USA, India y Brasil) por lo que la mortalidad por coronavirus fue de 9.34%. En cuanto a casos de coronavirus por cada millón de personas, se ubicó en el lugar número 106 con 19, 527 casos por millón de habitantes.

Las muertes por coronavirus en México hasta el 18 de junio del 2021 fueron 230, 959 y se asociaron en un 37.07% con diabetes, en un 44.82% con hipertensión y en un 21.63% con obesidad. El 62.47% de los fallecidos eran del sexo masculino y el 37.53 del sexo femenino. (https://datos.covid-19.conacyt,mx/)

Hay que considerar que esta pandemia es una situación especial y con la vacunación, su presentación y mortalidad están disminuyendo, por lo que, las enfermedades cardiovasculares y la diabetes volverán a posicionarse como las primeras causas de muerte y en mayor proporción, considerando que en el marco histórico evolutivo de estas enfermedades se ha venido dando un incremento paulatino pero persistente en las últimas décadas.

El tratamiento de la diabetes debe modificarse sustancialmente. La pandemia del coronavirus puso de manifiesto que las personas con diabetes son más susceptibles a las formas graves de la enfermedad y que presentan una alta tasa de mortalidad por la misma. Las alteraciones metabólicas que acompañan a la diabetes como son la obesidad, hipertensión, dislipidemias y trastornos cardiovasculares revisten ahora mayor importancia y deben ser prevenidas, diagnosticadas y tratadas.

La educación para la prevención de la diabetes no es parte de la solución del problema, es la solución.

Dr. Mario Eduardo Martínez Sánchez

PRIMERA PARTE

CAPÍTULO I

PANORAMA SOCIOECONÓMICO DE LA DIABETES MELLITUS EN MÉXICO

Luz Astrid Martínez Sánchez
Andrés Miguel Cruz
Andrés Enrique Miguel Velasco
Ana Patricia Hernández López

1. EL CONTEXTO MUNDIAL

1.1 Introducción

La enfermedad causada por la diabetes mellitus se considera una alteración clínica que representa el 90% de los casos, derivados del sobrepeso y la obesidad. Esto quiere decir que al prevenir el sobrepeso y la obesidad se disminuiría considerablemente la diabetes (Federación Mexicana de Diabetes, 2018).

De acuerdo con el Atlas de la Diabetes de la FID (Federación Internacional de Diabetes), las principales categorías de diabetes mellitus son: tipo 1, tipo 2 y la diabetes mellitus gestacional. La diabetes tipo 1 puede ocurrir a cualquier edad, y es la primera causa de diabetes en los niños, mientras que la diabetes tipo 2 representa alrededor del 90% de los casos de diabetes a nivel mundial. A pesar de que el primer tipo de diabetes no es prevenible, el segundo tipo se puede prevenir a través de la educación, el apoyo y la adopción de estilos de vida saludables aunados a la medicación correspondiente. Por otro lado, la diabetes mellitus gestacional provoca recién nacidos más grandes para su edad gestacional, teniendo posibles complicaciones durante el parto tanto para la madre como el bebé (FID, 2019a, p. 11).

La diabetes es una de las principales causas de muerte en el mundo y es la causante de otros problemas como la ceguera, insuficiencia renal, accidentes cerebrovasculares y amputación de miembros inferiores, en donde más de 463 millones de personas viven con diabetes (FID, 2019b), y la complicación con más casos es la disminución de la visión con un 47.6% (Federación Mexicana de Diabetes, 2015).

Es por ello que dentro de los objetivos de la Agenda 2030 se encuentra el disminuir la mortalidad atribuible a las enfermedades crónicas no transmisibles, lo que incluye a la diabetes, enfermedad que puede prevenirse mediante un estilo de vida saludable y el mantenimiento de un peso corporal normal (OPS, 2019).

La diabetes además de traer complicaciones metabólicas, enfermedades cardiovasculares y cerebrovasculares aterosclerosis, insuficiencia renal, cardiaca y /o hepática, deterioro cognitivo, costos económicos para el enfermo, la familia y en su caso aumento del gasto público, trae consigo también depresión, ansiedad, entre otras dolencias (Enrique, C., 2020).

1.2 Impacto en el medio rural y urbano

Existe una mayor cantidad de diabéticos en zonas urbanas que en zonas rurales, teniendo las zonas rurales un total de 152,6 millones de personas con una prevalencia de 7.2%, por su parte en zonas urbanas existe un total de 310,3 millones de personas con diabetes, con una prevalencia de 10.8%, previendo un aumento del 25% para el 2030 con una prevalencia del 11.9% (FID, 2019b).

1.3 Gastos por diabetes

Los países presentan un impacto económico negativo asociado a la diabetes por muerte prematura y discapacidades. El gasto anual en salud a nivel mundial destinado a la diabetes es de 760 mil millones de dólares (FID, 2019b). En EE. UU se calculan por muertes prematuras un aproximado de 19,9 mil millones de dólares por año, perdiéndose además de forma indirecta 90 mil millones de dólares por la diabetes (FID, 2019b). A nivel mundial se calcula que para el año 2030 el gasto total en salud relacionado con la diabetes en personas de entre los 20 y los 79 años será de más de 820 mil millones de dólares y para 2045 de más de 840 mil millones de dólares (figura 1).

Figura 1. Gastos en salud relacionados con la diabetes

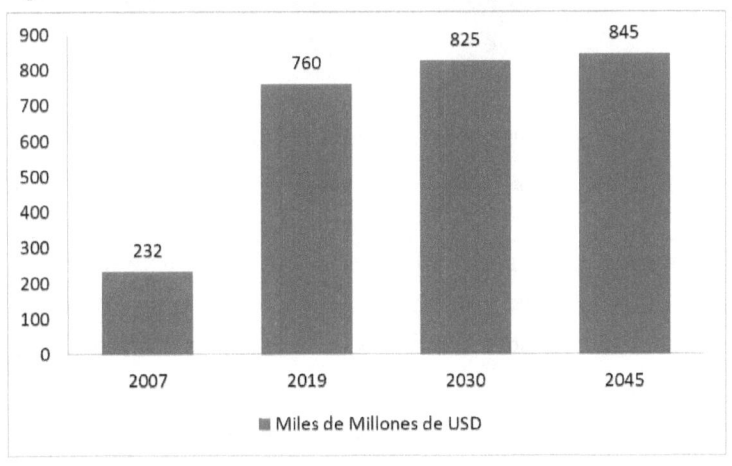

Fuente: Elaboración con datos de FID (2019b).

También se prevé que el gasto en salud relacionado con la diabetes se cuadruplicará en las personas de entre 20 y 79 años durante el periodo del 2007 al 2045. En el año 2019 los países con la mayor cantidad de gastos en salud por diabetes fueron Estados Unidos, China, Brasil, Alemania y México. En la figura 2 se considera como punto principal el gasto total en salud relacionado con la diabetes. En los primeros 5 países es donde se genera el mayor gasto. Cabe aclarar que México se encontraba en el 6º lugar en relación al gasto y en 6º lugar en relación a la cantidad de personas, pero desplazó a Japón que se encontraba en el lugar 5. Estados Unidos realiza un gasto medio en salud por persona de 9.50 USD, Alemania 4.61 USD, Brasil 3.11 USD, México 1.32 USD y China 0.93 USD.

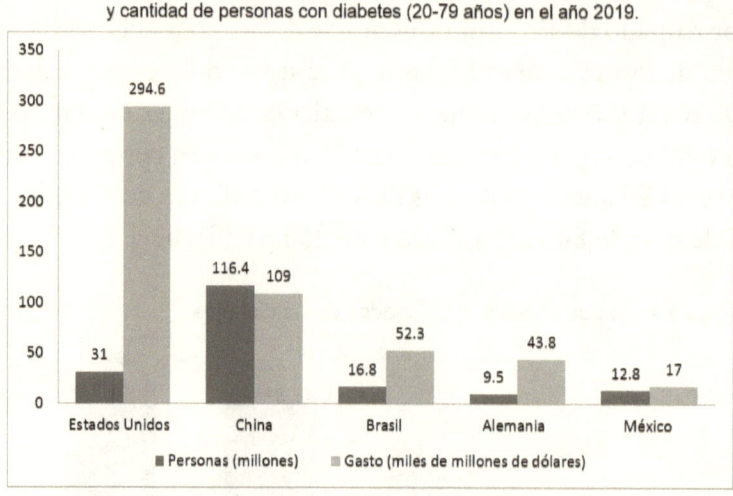

Figura 2. Gasto total en salud relacionado con la diabetes y cantidad de personas con diabetes (20-79 años) en el año 2019.

Fuente: Elaboración propia con datos de FID (2019b).

De acuerdo al Atlas de la Diabetes (2019) se prevé que para 2045 los países que al momento se posicionan en los primeros 10 lugares con la mayor cantidad de personas diabéticas continuarán sobre los mismos 10 lugares, excepto Alemania, donde se distingue un mejor control de la enfermedad hasta lograr desaparecer de las primeras posiciones.

2. LA DIABETES EN MÉXICO.

2.1 El contexto de la diabetes a nivel nacional.

La diabetes fue la tercera causa de muerte global durante el año 2017, incrementando un 52.3% durante los últimos 10 años (Enrique, C., 2020). La Organización Mundial de la Salud señala que el factor clave para la disminución de la obesidad y el sobrepeso es la elaboración y seguimiento de estrategias preventivas (OMS, 2018).

México ocupa el 2º lugar en prevalencia de obesidad, además de ocupar el segundo lugar en obesidad adulta, ocupa de acuerdo la NOM-008-SSA3-2017, el primer lugar en obesidad infantil, donde un 70% continuará con obesidad durante la edad adulta.

La Organización Mundial de la Salud señala que desde 1980 la obesidad ha aumentado en más del doble, mientras que el número de adultos con diabetes se ha cuadruplicado, pasando de 108 millones a 422 millones en el año 2014 y las cifras han ido aumentando con gran velocidad. Se proyecta que para el año 2030 la población de Estados Unidos pasará a más del 45% con obesidad y en México de casi el 40% (OMS, 2018).

2.2 Mortalidad por diabetes en México

Las principales causas de defunción en México en el año 2019, posicionan a la diabetes mellitus como la 2ª principal causa de defunciones, que representa el 13.95% del total de defunciones (Tabla 1).

Tabla 1. Principales causas de defunciones en México, 2019

Causas de defunción	Número de defunciones	Porcentaje
Enfermedades isquémicas del corazón	113,653	15.20%
Diabetes mellitus	104,352	13.95%
Agresiones (homicidios)	36,662	4.90%
Enfermedad cerebrovascular	35,302	4.72%
Infecciones respiratorias agudas bajas	32,134	4.30%
Total	322,103.00	43.07%
Causas mal definidas	10,006	1.34%
Las demás causas	415,675	55.59%
Total general	747,784	100.00%

Fuente: Elaboración propia con datos de la Dirección General de Información en Salud (2021c).

Solo en el año 2104 la diabetes causó 4.9 millones de muertes (Federación Mexicana de Diabetes, 2015). En cuanto al número de defunciones por diabetes mellitus por sexo y grupo de edad, el grupo de edad principalmente afectado, tanto para el sexo femenino como masculino es de 65 a 69 años, seguido de 70 a 74 años y 60 a 64 años, siendo en términos generales más afectado el sexo femenino (Tabla 2 y figura 3).

Tabla 2. Distribución de defunciones por diabetes mellitus por grupo de edad y sexo en México, 2019

Edad quinquenal	Femenino		Masculino		Total	
	n	%	n	%	n	%
Menores de 1 año	2	0.00%	0	0.00%	2	0.00%
1 a 4 años	7	0.01%	3	0.00%	10	0.01%
5 a 9 años	10	0.01%	7	0.01%	17	0.02%
10 a 14 años	20	0.02%	13	0.01%	33	0.03%
15 a 19 años	42	0.04%	44	0.04%	86	0.08%
20 a 24 años	97	0.09%	103	0.10%	200	0.19%
25 a 29 años	159	0.15%	196	0.19%	355	0.34%
30 a 34 años	256	0.25%	358	0.34%	614	0.59%
35 a 39 años	454	0.44%	751	0.72%	1,205	1.15%
40 a 44 años	966	0.93%	1,419	1.36%	2,385	2.29%
45 a 49 años	1,915	1.84%	2,594	2.49%	4,509	4.32%
50 a 54 años	3,039	2.91%	4,155	3.98%	7,194	6.89%
55 a 59 años	4,771	4.57%	5,984	5.73%	10,755	10.31%
60 a 64 años	6,169	5.91%	6,869	6.58%	13,038	12.49%
65 a 69 años	6,942	6.65%	6,869	6.63%	13,865	13.29%
70 a 74 años	6,983	6.69%	6,923	6.46%	13,722	13.15%
75 a 79 años	6,898	6.61%	6,739	5.84%	12,995	12.45%
80 a 84 años	6,359	6.09%	6,097	4.61%	11,166	10.70%
85 y más años	7,545	7.23%	4,807	4.44%	12,175	11.67%
No especificado	8	0.01%	18	0.02%	26	0.02%
Total general	52,642	50.45%	51,710	49.55%	104,352	100%

Nota *n: número de defunciones

Fuente: Elaboración propia con datos dela Dirección General de Información en Salud (2021c).

Tabla 3. Principales causas de egresos hospitalarios en México, 2019

Causas de egresos hospitalarios	Numero de egresos	Porcentaje
161 Parto Único espontáneo.	486,406	17.07%
160 causas obstétricas directas. Excepto aborto y pasto único espontáneo (solo morbilidad).	480,433	16.86%
166 Traumatismos, envenenamientos y algunas otras consecuencias de causas externas.	211,669	7.43%
049 Tumores malignos.	148,786	5.22%
163 Ciertas afecciones originadas en el periodo perinatal.	111,863	3.93%
139 Insuficiencia renal.	108,172	3.80%
159 Aborto (solo morbilidad).	97,353	3.42%
184 Personas en contacto con los servicios de salud para procedimientos específicos y atención de la salud.	89,541	3.14%
126 Colelitiasis y colecistitis.	82,950	2.91%
061 Diabetes mellitus.	65,631	2.30%
119 Apendicitis.	56,510	1.98%
Total	1,939,314	68.05%
Mal definidas	33,027	1.16%
Las demás Causas	877,605	30.79%
Total general	2,849,946	100%

Fuente: Elaboración propia con datos de la Dirección General de Información en Salud (2021a).

De acuerdo a la distribución geográfica de las defunciones por diabetes mellitus para el año 2019, la Ciudad de México presentó la tasa mortalidad por 100,000 mil habitantes más altas, con un valor de 1189.39, seguido por Tabasco 112.33 y Veracruz 109.36 (Figura 4).

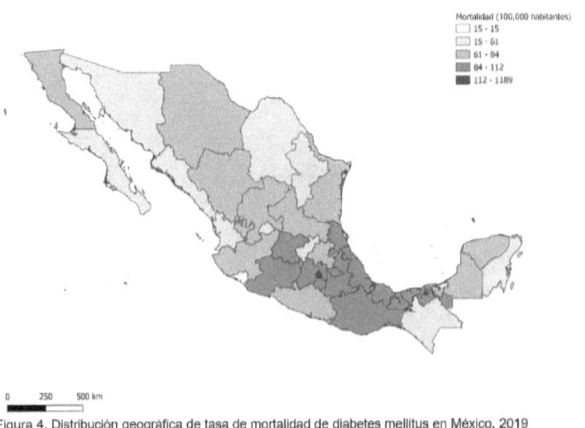

Figura 4. Distribución geográfica de tasa de mortalidad de diabetes mellitus en México, 2019
Fuente: Elaboración propia con datos de la Dirección General de Información en Salud (2021b, 2021c).

A través de un análisis de los datos obtenidos en los cubos dinámicos de la secretaria de salud, en la figura 5 se puede observar que las defunciones por diabetes durante el 2019 muestran algunos estados con cifras que sobresalen de la media nacional como es el caso de México, Ciudad de México, Veracruz, Puebla y Guanajuato. (Figura 5)

Figura 5. Defunciones por Diabetes Mellitus por Entidad de Residencia en 2019

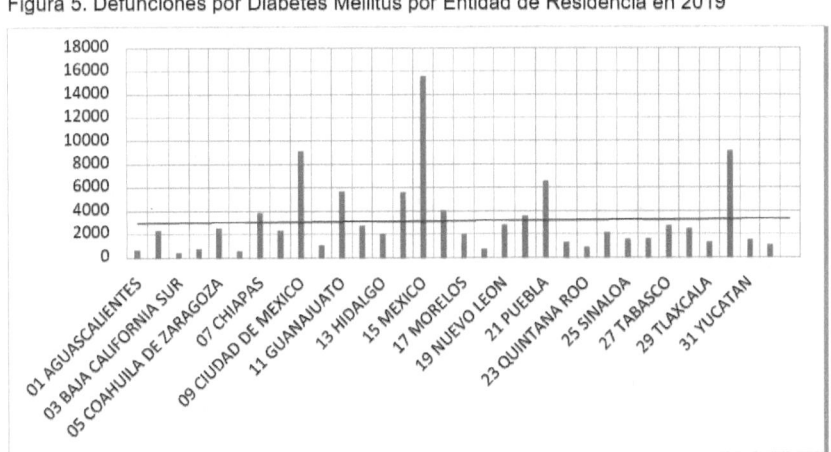

Fuente: Elaboración propia con datos de la Dirección General de Información en Salud (2021c).

2.3 Morbilidad por diabetes en México

Las cifras de los egresos hospitalarios señalan que para el año 2019, la diabetes mellitus se ubica en el 10ª posición, la cual representa el 2% del total general de los egresos hospitalarios (Tabla 3).

Tabla 3. Principales causas de egresos hospitalarios en México, 2019

Causas de egresos hospitalarios	Numero de egresos	Porcentaje
161 Parto Único espontáneo.	486,406	17.07%
160 causas obstétricas directas. Excepto aborto y pasto único espontáneo (solo morbilidad).	480,433	16.86%
166 Traumatismos, envenenamientos y algunas otras consecuencias de causas externas.	211,669	7.43%
049 Tumores malignos.	148,786	5.22%
163 Ciertas afecciones originadas en el periodo perinatal.	111,863	3.93%
139 Insuficiencia renal.	108,172	3.80%
159 Aborto (solo morbilidad).	97,353	3.42%
184 Personas en contacto con los servicios de salud para procedimientos específicos y atención de la salud.	89,541	3.14%
126 Colelitiasis y colecistitis.	82,950	2.91%
061 Diabetes mellitus.	65,631	2.30%
119 Apendicitis.	56,510	1.98%
Total	1,939,314	68.05%
Mal definidas	33,027	1.16%
Las demás Causas	877,605	30.79%
Total general	2,849,946	100%

Fuente: Elaboración propia con datos de la Dirección General de Información en Salud (2021a).

Al analizar los egresos hospitalarios por diabetes mellitus por sexo y grupo de edad, el grupo de edad principalmente afectado, tanto para el sexo femenino como masculino es de 55 a 59 años de edad, seguido por 50 a 54 años, y 60 a 64 años, siendo en términos generales más afectado el sexo femenino (Tabla 4 y figura 6).

Tabla 4. Distribución de egresos hospitalarios por diabetes mellitus por grupo de edad y sexo en México, 2019

Edad quinquenal	Femenino		Masculino		Total	
	n	%	n	%	n	%
Menores de 1 año	21	0.03%	19	0.03%	40	0.06%
1 a 4 años	44	0.07%	51	0.08%	95	0.14%
5 a 9 años	127	0.19%	110	0.17%	237	0.36%
10 a 14 años	469	0.71%	299	0.46%	768	1.17%
15 a 19 años	686	1.05%	416	0.63%	1,102	1.68%
20 a 24 años	733	1.12%	488	0.74%	1,221	1.86%
25 a 29 años	813	1.24%	718	1.09%	1,531	2.33%
30 a 34 años	1,007	1.53%	1,054	1.61%	2,062	3.14%
35 a 39 años	1,438	2.19%	1,490	2.27%	2,928	4.46%
40 a 44 años	2,274	3.46%	2,393	3.65%	4,667	7.11%
45 a 49 años	3,271	4.98%	3,557	5.42%	6,830	10.41%
50 a 54 años	3,809	5.80%	4,292	6.54%	8,101	12.34%
55 a 59 años	4,301	6.55%	4,568	6.96%	8,869	13.51%
60 a 64 años	4,009	6.11%	3,901	5.94%	7,910	12.05%
65 a 69 años	3,502	5.34%	3,165	4.82%	6,669	10.16%
70 a 74 años	2,767	4.22%	2,419	3.69%	5,186	7.90%
75 a 79 años	2,011	3.06%	1,674	2.55%	3,685	5.61%
80 a 84 años	1,317	2.01%	846	1.29%	2,163	3.30%
85 a 89 años	673	1.03%	435	0.66%	1,108	1.69%
90 a 94 años	189	0.29%	144	0.22%	333	0.51%
95 a 99 años	57	0.09%	40	0.06%	97	0.15%
100 y más	12	0.02%	17	0.03%	29	0.04%
Total general	33,530	51.09%	32,096	48.90%	65,631	100.00%

Nota ⁺n: número de egresos

Fuente: Elaboración propia con datos dela Dirección General de Información en Salud (2021a).

Figura 6. Porcentaje de distribución de egresos hospitalarios por diabetes mellitus por grupo de edad y sexo en México, 2019

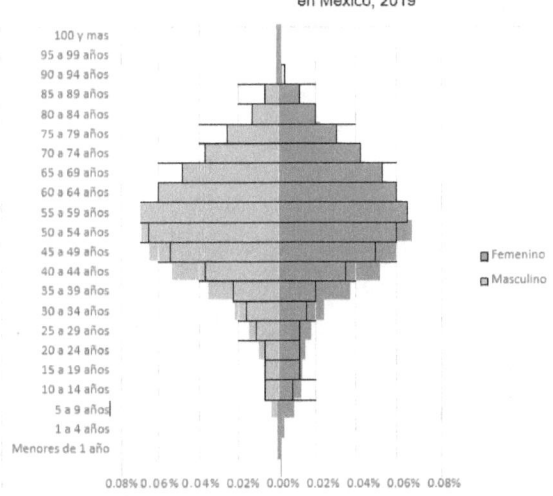

Fuente: Elaboración propia con datos de la Dirección General de Información en Salud (2021a)

De acuerdo a la distribución geográfica de los egresos hospitalarios de diabetes mellitus para el año 2019, la Ciudad de México presentó la tasa de morbilidad por 100,000 mil habitantes más altas, con un valor de 611.90, seguido por Tabasco 108.20 y Yucatán 102.78 (Figura 7).

Figura 7. Distribución geográfica de tasa de morbilidad de diabetes mellitus en México, 2019

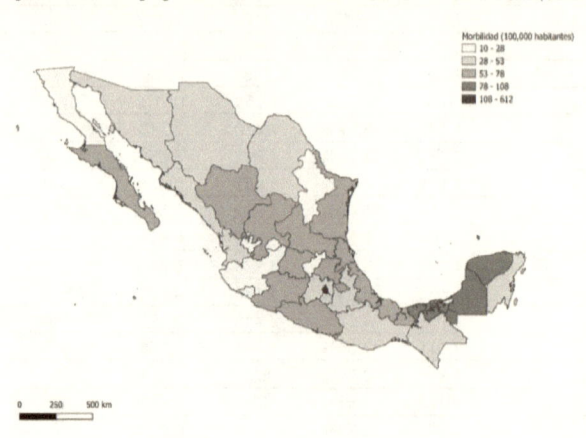

Fuente: Elaboración propia con datos de la Dirección General de Información en Salud (2021a, 2021b).

Fuente: Elaboración propia con datos de la Dirección General de Información en Salud (2021a, 2021b).

2.4 Otros aspectos sociales de la diabetes en México

2.4.1 Área rural y urbana

En México la NOM-008-SSA3-2017 para el tratamiento integral del sobrepeso y la obesidad hace referencia a las prevalencias del sobrepeso y la obesidad en el año 2016, dividiéndolas en dos grandes grupos, las zonas rurales y las zonas urbanas. De forma combinada (sobrepeso + obesidad) en las zonas rurales el 71.6% de la población padece de alguna de ellas, y en las zonas urbanas el 72.9%. Sin embargo, la prevalencia del sobrepeso fue mayor en las zonas rurales por 4.5 puntos porcentuales, mientras que en las zonas urbanas la obesidad tuvo mayor impacto pasando a las zonas rurales por 5. 8 puntos porcentuales.

2.4.2 Diabéticos en edad productiva

Del total de personas con diabetes mellitus a nivel mundial, 351.7 millones son personas en edad activa (20- 64 años), la mayoría habitantes de los países de ingresos medios, que son los que tienen la mayor cantidad de casos, siendo en menor proporción mujeres las que padecen la enfermedad. El 46.2% de las muertes asociadas a la diabetes a nivel mundial pertenecen al grupo en edad activa (FID, 2019b). Al año fallecen 1.5 millones de personas, siendo la mitad de los fallecidos personas menores de 60 años, y más del 50% de estos pacientes por enfermedades cardiovasculares, ya que los enfermos con diabetes presentan un riesgo de muerte 2 veces mayor al de aquellos que no la padecen (FID, 2019b). En México, el mayor porcentaje de diabéticos se encuentra entre los 40 y 59 años (Federación Mexicana de Diabetes, 2015).

En el año 2017 México ocupó el 4º lugar como causa de muerte prematura (antes de los 70 años), incrementando un 52.3% durante los últimos 10 años, además de ser la diabetes la primera causa de discapacidad con un incremento del 53.8% durante los últimos 10 años (Enrique, C., 2020). La edad productiva en México es entre los 18 y los 59 años, y su población adulta entre 30 y 59 años con un 25.5% y un 37.4% de la población. Gradualmente se transita a un proceso de envejecimiento demográfico, aumentando la población de 60 años y más, y disminuyendo la infantil y joven, vislumbrando con esto un futuro sometido necesidades de asistencias sanitarias, pensiones y protecciones sociales. El proceso de envejecimiento es una tendencia mundial, existen 125 millones de residentes en el país (INEGI, 2020), la población entre los 15 y 64 años ha aumentado a nivel mundial de 1,753 mil millones en 1960 a 5,005 mil millones en el año 2019 (Banco mundial, 2019). Este panorama podría exacerbar la problemática actual por diabetes mellitus en México, por lo que el sistema de salud y los programas de asistencia social tendrían que reforzar la prevención y estilos de vida saludables.

Dentro de las principales causas de muerte, entre los 35 y 64 años de edad, antes del COVID-19 se encontraba la diabetes mellitus en los primeros lugares, ahora ocupa los segundos lugares (INEGI, 2021).

2.5 La diabetes en los hogares

La RAE define a la familia como un grupo de personas emparentadas entre sí que viven juntas, otra de sus definiciones es el conjunto de personas que comparten alguna condición, opinión o tendencia (RAE, s. f.). Ambas definiciones engloban una situación que indica la convivencia de un grupo de personas en un mismo lugar, que implica los hogares, y que comparten alguna condición, en este puede ser el caso de la enfermedad de la diabetes mellitus o mejor conocida como diabetes.

De acuerdo con autores como Ortiz Gómez et. jal., señalan que:

"La familia como unidad social intermedia entre el individuo y la comunidad se convierte en un medio que puede incidir favorable o desfavorablemente en el proceso salud-enfermedad. Las funciones que la familia incide sobre el individuo son diversas, por mencionar algunas las económicas, educativas, culturales e incluso afectivas, ayudan al individuo a desarrollar sus valores, estilo de vida y también determina la salud de los individuos, así como las posibles enfermedades hereditarias. También la enfermedad de uno de sus miembros afecta la dinámica de este grupo familiar" (Ortiz Gómez, 1999).

En otras palabras, se puede decir que los vínculos existentes dentro de la familia pueden verse afectados a causa de diferentes situaciones en las que la familia se ve involucrada, cuando uno de sus miembros padece diabetes, dependiendo del contexto estas pueden fomentar un nuevo estilo de vida y mayor cuidado. Sin embargo, en familias con poca capacidad económica para solventar los gastos, el padecimiento de esta enfermedad puede agravar la situación económica cuando no existe una detección temprana de la enfermedad, debido a los cuidados que requiere un familiar con síntomas agravados, llegando a tener complicaciones derivadas de la falta de control de insulina que a largo plazo puede afectar los sistemas, y provocar enfermedades cardiovasculares, afectaciones en el sistema nervioso e inclusive la perdida de la visión, sin mencionar que esta falta de cuidado puede provocar la amputación de alguna extremidad, aunque en la actualidad diversos estudios sobre el tema han proporcionado tratamientos que pueden prevenir o retrasar los padecimientos causados por la diabetes (FID, 2019a, p. 12).

Debido a que la diabetes mellitus es un padecimiento que requiere un seguimiento, monitoreo y tratamiento estricto a largo plazo, esto en un contexto en que alguno de los integrantes tenga este padecimiento, dificulta el ajustarse a un estilo de vida apropiado acorde a los recursos económicos de la familia, lo que lleva a una modificación de todos los integrantes de la familia en sus hábitos alimenticios y cuidados personales.

Por otra parte, es importante tomar en cuenta que muchas veces los padres o jefes de familia son los que padecen diabetes tipo 2, agravando aún más la situación, ya que son ellos los que proporcionan la estabilidad económica dentro del hogar. Un ejemplo de esta situación se refleja en los resultados nacionales de la Encuesta Nacional de Salud y Nutrición (ENSANUT, 2020):

"Con respecto a las pruebas de detección de enfermedades crónicas no transmisibles como la diabetes mellitus e hipertensión arterial en adultos de 20 años o más, acudieron a realizarse pruebas de detección en el año previo a la ENSANUT 2018-19, 17.1 y 14.2% de las mujeres, 13.1 y 11.4% de los hombres y 15.3 y 12.9% en todos los adultos, respectivamente. La prevalencia en 2018 de diabetes por diagnóstico médico previo en adultos en el país fue de 10.3%, siendo mayor en mujeres (11.4%) que en hombres (9.1%) y mayor a la reportada en la ENSANUT 2012 (9.2, 9.7 y 8.6%, respectivamente)" (Shamah-Levy T, p. 131).

En este sentido cabe resaltar el concepto de gasto de bolsillo que, de acuerdo con la unidad de análisis económico de la Secretaria de Salud, se define como: "Los pagos realizados por el hogar al momento de recibir servicios de salud1. Su análisis permite valorar la protección financiera que el sistema público de salud ofrece a los hogares, así como los riesgos de que estos incurran en gastos catastróficos".

1 incluye los gastos por maternidad, atención ambulatoria, atención hospitalaria, aparatos ortopédicos y terapéuticos, medicamentos

(recetados y sin receta) material de curación y medicina alternativa. Se excluyen las primas de seguro Médico Privado y Seguro Popular.

(Secretaria de Salud, 2018), en la figura 8 se puede notar la cantidad de adultos (en porcentaje) que señalan haber recibido un diagnóstico previo a la diabetes.

Figura 8. Porcentaje de adultos que reportan haber recibido diagnóstico médico previo de diabetes. México, ENSANUT 2018-19

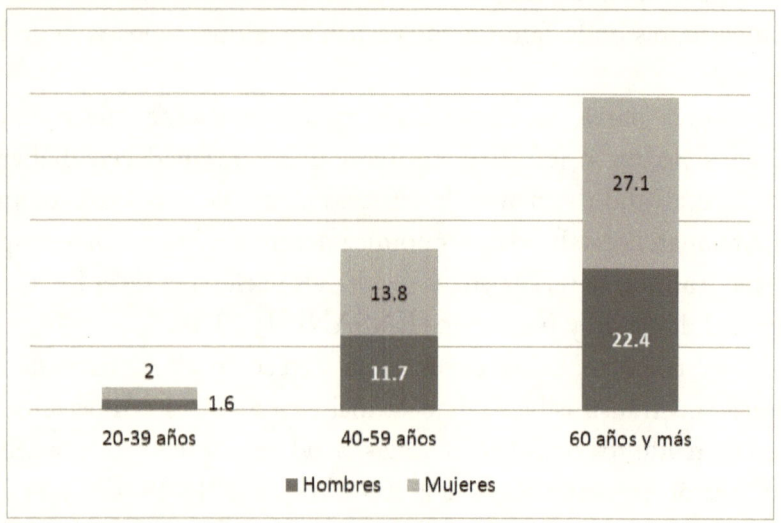

Fuente: Elaboración propia a partir de ENSANUT (2019).

Mientras que la Encuesta Nacional de Ingreso y Gasto de los Hogares (ENIGH), muestra que, durante el 2016, en los hogares mexicanos un promedio de 86.8% de su gasto de bolsillo fue destinado al financiamiento de consulta externa y medicamentos. Otro de los rubros sobresaliente fue la adquisición de medicamentos con 34.2% para la compra de medicamentos recetados y 27.1% para la adquisición de medicamentos sin receta. En comparación con los gastos destinados a los medicamentos, los hogares urbanos destinaron un 60.8% mientras que los hogares rurales destinaron un 66.2% A través de estos porcentajes se observa una diferencia significativa entre los gastos, siendo los hogares rurales los que destinaron un mayor porcentaje durante el 2016 (INEGI, 2016).

3. DIABETES Y COVID-19 EN MÉXICO

Las defunciones por COVID-19 ocupan el segundo lugar dentro de las causas de muerte a nivel mundial, seguido de la diabetes mellitus, de acuerdo a un estudio realizado durante enero-agosto 2020. Para el 30 de octubre de 2020, a nivel mundial, la mayor cantidad de casos de COVID-19 confirmados se concentraban en Europa con el 51.1% (Secretaria de Salud, 2020). A nivel nacional las defunciones totales de 2017 a 2018 tuvieron un crecimiento de un 2.88% de 2018 a 2019 de un 3.97% y de 2019 a 2020 se tuvo un importante crecimiento, aumentando un 36.82%, (figura 9), de las cuales 58.7% corresponden a hombres y el 41.1% a mujeres (INEGI, 2021).

Figura 9. Crecimiento porcentual de defunciones durante el periodo de 2017-2020

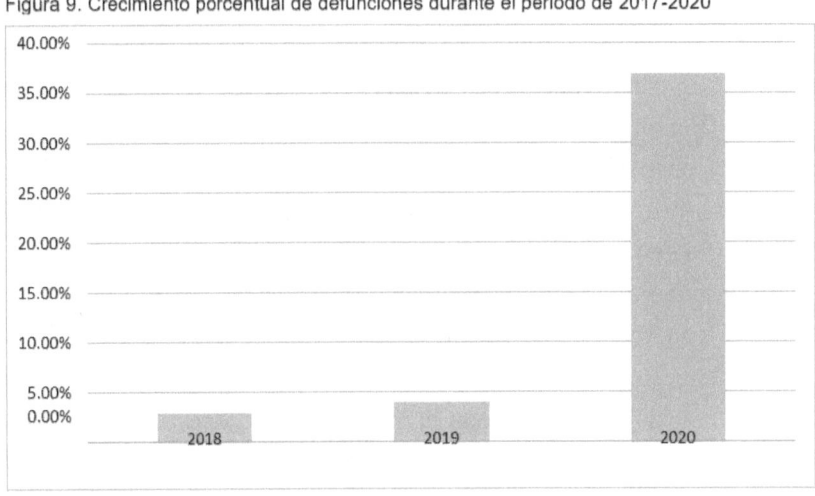

Fuente: Elaboración propia con datos de INEGI (2021).

De los problemas de salud las 3 causas más importantes de muerte son las enfermedades del corazón con un 20.8%, el COVID-19 con un 15.9% y la diabetes mellitus con un 14.6% (figura 10).

Figura 10. Las tres principales causas de muerte: totales y por sexo.

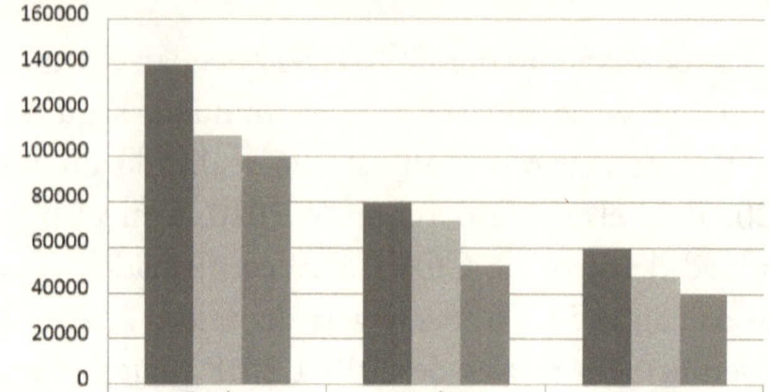

	Totales	Hombres	Mujeres
■ Enfermedades del corazón	141873	78929	62713
■ COVID-19	108568	71419	47429
■ Diabetes Mellitus	99733	52136	37111

Fuente: Elaboración propia con datos de INEGI (2021).

En México de la cantidad de casos confirmados el 51% son hombres, con una mediana de edad general de 43 años, y en las defunciones confirmadas se muestra un predominio del 64% en hombres (Secretaría de Salud, 2020).

De los diabéticos el 49.8% está en muy alto riesgo de presentar complicaciones, del total de la población 7 de cada 10 tiene sobrepeso u obesidad (Federación Mexicana de Diabetes, 2015).

Se confirma una mayor necesidad de servicios médicos para personas con sobrepeso que presentan COVID-19, demostrando con esto que un mayor índice de masa corporal se asocia con un aumento en el riesgo de hospitalización, así como a la necesidad de ventilación asistida mecánicamente, aumentando el riesgo de muerte por COVID-19. De acuerdo a Hamer Kivimaki en un estudio realizado en el Reino Unido en abril de 2020, 8.6% de los hospitalizados por COVID-19 fueron atribuibles a una mala actividad física y un 29.5% al sobrepeso y obesidad. En otro estudio realizado en México por Carrillo Vega, de las personas con obesidad un 56% son más propensas a necesitar hospitalización, mientras que un 75% tienen más posibilidades de fallecimiento después del desarrollo de COVID-19 (World Obesity, 2021).

4. RECOMENDACIONES

4.1 Factores básicos

La inclusión de actividad física, una dieta adecuada y la reducción de peso, disminuyen la posibilidad de tener diabetes hasta un 43% y puede llegar a durar este efecto hasta 20 años después de terminada su inclusión (Federación Mexicana de Diabetes, 2015). El bajo consumo de hortalizas y frutas trae como consecuencia una carga sanitaria y asistencial de acuerdo a un estudio realizado en Inglaterra, en donde se considera que un subsidio dirigido a hogares de bajos ingresos podría ser parte de la solución al problema (Pinho G., et al. 2021).

4.2 La educación y la prevención de la diabetes

El nivel de prevención sobre el que se debe trabajar es el primario, llevado a cabo durante el periodo prepatogénico, evitando la aparición de la enfermedad, a través de la promoción de una alimentación equilibrada. Llevar la prevención sin medios que fortalezcan día a día el camino de una vida saludable, no es una opción, señala Herminio Barreiro Rodríguez, en el libro "La institución escolar: una creación del estado moderno":

Sin educación la humanidad será incapaz de resolver los dramáticos problemas que se le van a plantear en los años que vienen. [...] La educación es el poder más grande, más que el poder económico y más que el poder político. [...] Es la aproximación máxima a las respuestas que podemos dar a las preguntas últimas. (Barreiro, H. 2006)

Teniendo pues un interés social por dar solución a un problema de salud pública que hoy se estrecha de la mano con el bajo desarrollo sustentable, y que afecta a un gran número de personas, es necesario voltear hacia la educación, la cual actúa como un elemento perpetuador, tanto en los aspectos positivos como negativos de la sociedad.

5. CONCLUSIONES

México se encuentra en la tragedia epidemiológica de la Salud Pública, caracterizada en gran medida por el avance del sobrepeso y la obesidad (Enrique, C., 2020), que se ve reflejada en la diabetes como un riesgo al estado de salud de la población, ya que es una enfermedad que tiende a incrementarse en los años venideros, y que sus complicaciones se exacerban con enfermedades como la COVID-19.

Este riesgo al estado de salud no es favorable para el bienestar social de la población, ya que en gran medida la diabetes afecta a la población económicamente activa, la cual tiende a presentar mayor obesidad en las zonas urbanas, y que en muchas ocasiones no cuentan con los recursos necesarios o acceso a los servicios de salud para hacer frente a las complicaciones de la diabetes, siendo sus complicaciones y la diabetes per se, evitables, con estilos de vida adecuados.

De tal forma que la diabetes mellitus es una enfermedad que, al combinarse con otros factores de riesgo, como lo son otras enfermedades, estilos de vida o carencias sociales, se mantiene un estado constante de riesgo para la salud, lo cual es una problemática que con el paso del tiempo no disminuye su magnitud ni transcendencia, por lo que hasta la fecha continúa siendo un reto para México.

BIBLIOGRAFÍA

1. Enrique C. M. (2020). Cardio Diabetología. Edición 2020. México.
2. Banco Mundial (2019). Población entre 15 y 64 años de edad (% del total). Grupo banco Mundial. Recuperado de: https://datos.bancomundial.org/indicator/SP.POP.1564.TO.ZS?end=2019&start=1960&view=chart
3. BARREIRO Herminio, Terrón Aída (2006). La institución escolar: una creación del estado moderno. Ediciones octaedro. España: Madrid. ISBN: 84-8063-714-5

4. Dirección General de Información en Salud (2021a). Cubos dinámicos. Egresos hospitalarios. México: SAEH. Recuperado de: http://sinba08.salud.gob.mx/cubos/cubosaeh2019_plataforma.htm

5. Dirección General de Información en Salud (2021b). Cubos dinámicos. Población. Proyecciones de población a mitad del año 1970-2050. México: SAEH. Recuperado de: http://pwidgis03.salud.gob.mx/cubos/proyecciones/pob_mit_proyecciones.htm

6. Dirección General de Información en Salud (2021c). Cubos dinámicos. Defunciones. 1998-2019 México: INEGI/SS. Recuperado de: http://pwidgis03.salud.gob.mx/cubos/defunciones/seed_98_2018_hist.htm

7. ENSANUT (2020). Encuesta Nacional de Salud y Nutrición 2018-19. Resultados Nacionales. Cuernavaca: Morelos, México. ISBN 978-607-511-205-3: Instituto Nacional de Salud Pública.

8. Federación Internacional de Diabetes (2019a). Atlas de la Diabetes de la FID. 9° edición. Bruselas, Bélgica. Pág. 11-13. Recuperado de: https://www.diabetesatlas.org

9. Federación Internacional de Diabetes (2019b). Atlas de la Diabetes de la FID. Novena edición 2019. Bruselas: Bélgica. Recuperado de: https://www.diabetesatlas.org/upload/resources/material/20200302_133352_2406-IDF-ATLAS-SPAN-BOOK.pdf

10. Federación Mexicana de la Diabetes A.C. (2015). Diabetes en México. México: FMD. Recuperado de: http://fmdiabetes.org/diabetes-en-mexico/

11. Federación Mexicana de la Diabetes A.C. (2018). Estadísticas en México. México: FMD. Recuperado de: http://fmdiabetes.org/la-diabetes-mexico/

12. Instituto Nacional de Estadística y Geografía (2016). Encuesta Nacional de Ingresos y Gastos de los Hogares (ENIGH). México. Recuperado de:

https://www.inegi.org.mx/programas/enigh/nc/2016/

13. INEGI (2020). Estadísticas a propósito del día mundial de la población (11 julio) datos nacionales.
México. Recuperado de:
https://www.inegi.org.mx/contenidos/saladeprensa/aproposito/2020/Poblacion2020_Nal.pdf

14. INEGI (2021). Características de las defunciones registradas en México durante enero agosto de 2020. México. Recuperado de:
https://www.inegi.org.mx/contenidos/saladeprensa/boletines/2021/EstSociodemo/DefuncionesRegistradas2020_Pnles.pdf

15. Diario Oficial de la Federación (2018). Norma Oficial Mexicana para el tratamiento integral del sobrepeso y la obesidad. NOM-008-SSA3-2017. México. Recuperado de:
https://dof.gob.mx/nota_detalle.php?codigo=5523105&fecha=18/05/2018

16. Organización Mundial de la Salud (2018). CHAN M. Obesidad y diabetes, una plaga lenta pero devastadora. OMS. Recuperado de:
http://www.who.int/dg/speeches/2016/obesity-diabetes-disaster/es/ [Consulta: 30 de agosto de 2018].

17. Organización Panamericana de la Salud (2019). Diabetes. Washington: OPS. Recuperado de:
https://www.paho.org/hq/index.php?option=com_content&view=category&id=4475&layout=blog&Itemid=40610&lang=es&limitstart=15

18. Ortiz Gómez, M. T. (1999). La salud familiar: Caracterización en un área de salud. Revista Cubana de Medicina General Integral, 15(3), 303-309. Recuperado de:
http://scielo.sld.cu/scielo.php?script=sci_arttext&pid=S0864-21251999000300014&Ing=es&tlng=es.

19. Pinho-Gomes, AC; Knight, A.; Critchley, J.; Pennington, M. (2021). Abordar el bajo consumo de frutas y hortalizas en Inglaterra: un análisis de rentabilidad de las políticas públicas.

Journal of epidemiology and community health. Vol. 75 Nr. 3 Página: 282-288

20. RAE. (s. f.). Diccionario de la lengua española. 23.ª ed., [versión 23.4 en línea]. Recuperado de: https://dle.rae.es/familia?m=form

21. Secretaria de Salud (2018). Estructura del gasto de Bolsillo por Motivos de Salud en Hogares Mexicanos, 2016. México. Recuperado de:
https://www.gob.mx/cms/uploads/attachment/file/419440/181207_Gasto_bolsillo_2016.pdf

22. Secretaría de Salud (2020). Informe Técnico Diario COVID-19 México. México. Recuperado de:
https://www.gob.mx/cms/uploads/attachment/file/589773/Comunicado_Tecnico_Diario_COVID-19_2020.10.30.pdf

23. Shamah-Levy T, V.-O. E.-H.-M.-C.-N. (en.). Encuesta Nacional de Salud y Nutrición 2018-19:
Resultados Nacionales. Instituto Nacional de Salud Pública, 2020. Cuernavaca: México

24. World Obesity (2021). COVID-19 and Obesity: The 2021 Atlas. London. Recuperado de:
file:///Users/user/Downloads/COVID-19-and-Obesity-The-2021-Atlas.pdf

CAPÍTULO II

FUNDACIÓN EDUSANU EN LA
PREVENCIÓN DE OBESIDAD Y DIABETES.
**EL MODELO EDUCATIVO COUBERTIN
PARA NIÑOS Y JÓVENES**

Dra. Lilia Victoria Sánchez.

1. EDUCACIÓN PARA LA PREVENCIÓN DESDE LA INFANCIA Y ADOLESCENCIA

Una Realidad Actual.

Introducción

Quienes nos encontramos inmersos en la lucha por enriquecer la formación de nuestros alumnos y trabajamos también por mejorar su salud, nos enfilamos contra la obesidad; por ello, hemos sido testigos del inicio y desarrollo de múltiples programas y acciones internacionales, nacionales y estatales, principalmente en el ámbito de instituciones gubernamentales y de salud contra esta enfermedad, así como algunas iniciativas y programas en los ámbitos educativos. Sin embargo y a pesar de que en la elaboración de estos programas han intervenido un gran número de expertos en la materia que han tratado de considerar todos los factores que contribuyen a este grave problema, hasta el día de hoy la obesidad sigue teniendo un alarmante incremento en México, con una mayor progresión en niños y jóvenes, lo que nos ha llevado a tener el primer lugar en obesidad infantil a nivel mundial.

Las principales estrategias de cómo puede y debe abordarse el gran reto que tenemos por delante, se presentan en el libro "La obesidad en México. Estado de la política pública y recomendaciones para su prevención y control", editado en el 2018, el cual cuenta con la participación de más de 75 científicos, entre autores y revisores. En él además de analizarse con lujo de detalle la importancia de la actividad física y de la alimentación saludable en la vida de cada persona, investiga una variedad de factores políticos, demográficos y económicos que repercuten en el panorama de la obesidad en México. Con abordaje de temas como el sobrepeso y la obesidad en el ciclo de vida de una persona, pregunta qué actores intervienen en el contexto escolar y cuáles son los efectos de su incidencia.

Algunas de las acciones que señalan que se pueden implementar en el corto plazo (primer año), son las siguientes:

— Implementar intervenciones para garantizar entornos alimentarios saludables, espacios recreativos seguros y educación alimentaria en las escuelas.

— Ofrecer cursos y talleres atractivos a los escolares sobre hábitos saludables, buscando estrategias tecnológicas actuales.

— Monitorear y promover el peso adecuado de los niños escolares.

— Fortalecer los contenidos educativos sobre hábitos alimentarios saludables y estilos de vida en los libros de texto.

— Buscar estrategias efectivas para incrementar la actividad física, dentro y fuera de la escuela, y en espacios recreativos, a fin de garantizar la realización de al menos 60 minutos diarios de actividad física moderada a vigorosa.

— Fomentar la realización de actividad física y actividades recreativas de los escolares en familia.

— Establecer talleres de cocina en las escuelas para promover hábitos de consumo saludables y la cultura culinaria tradicional de México (1).

Así también, los autores del libro antes referido, señalan que las etapas de la edad preescolar a la adolescencia representan una ventana crítica para la prevención del sobrepeso y obesidad, ya que existen factores de riesgo modificables del entorno y de preferencias que no solamente tendrán un impacto en etapas posteriores, sino en las siguientes generaciones (2).

El Modelo Educativo Coubertin del Programa de Educación en Salud y Nutrición de la Fundación EDUSANU, ha demostrado su efectividad en la disminución del sobrepeso y la obesidad en el ámbito escolar de educación básica, dentro de sus elementos contiene un curso formal de educación en salud y nutrición, donde establece las bases de una alimentación sana, promociona la actividad física deportiva, y el funcionamiento de comedor escolar generador de hábitos saludables, sus acciones tienen proyecciones hacia los ámbitos familiares y al entorno donde se desenvuelven los alumnos.

El Modelo Educativo Coubertin cuenta con la serie de libros Curso de Nutrición y Salud de la Fundación EDUSANU, avalados por el Comité Internacional Pierre de Coubertin (CIPC), por La Red Internacional de escuelas Pierre de Coubertin (RIEC), la Asociación Latinoamericana de Diabetes (ALAD), la Sociedad Mexicana de Nutrición y Endocrinología (SMNE), la Academia Olímpica Mexicana (AOM), El Instituto Pierre de Coubertin de México (IPCM) y la Unidad Normativa de Investigación de la Calidad Académica (UNICA).

Este modelo, de la Fundación EDUSANU, se ha llevado a la practica en forma metodológica, estructurada por varios años en escuelas de México y de República Dominicana y los resultados se han presentado desde el 2008 en diversos congresos nacionales e internacionales, obteniendo en tres ocasiones el primer lugar a nivel nacional en México como trabajo de investigación en el área de la educación y en el 2013 obteniendo el "Premio Enrique Pérez Pasten" al demostrarse la menor prevalencia de sobrepeso y de obesidad de todo México en los alumnos del Instituto Coubertin (3,4,5).

La obesidad y la diabetes se deben principalmente a malos hábitos de alimentación y estilos de vida que se establecen desde la infancia y adolescencia. El excesivo consumo de azucares refinados, harinas y grasas como son: refrescos, dulces, pizza, frituras, etc. La falta de actividad física-deportiva y el excesivo uso de televisión, video juegos y computadoras, se ha relacionado directamente con el desarrollo de obesidad y diabetes. Una necesidad que surge ante esto, es que tenemos que educar a los niños y adolescentes en estos aspectos, pero en la actualidad, en las escuelas de educación básica a pesar de que su objetivo es la educación, no hay en forma estructurada, educación para la salud, la nutrición y el deporte.

El Modelo Educativo Coubertin, ha demostrado su efectividad científicamente, está diseñado en forma práctica y factible para que sus acciones puedan implementarse con éxito en otras instituciones educativas del país y que en un futuro cercano impacten trascendentalmente en la disminución de la diabetes y la obesidad en nuestro país.

2. EL CONTEXTO DE LA OBESIDAD Y LA DIABETES

La obesidad se ha constituido en las últimas décadas en un problema prioritario de salud en la mayor parte de todos los países del mundo por su progresiva y alta prevalencia, por afectar a niños, jóvenes y adultos y por ser un alto factor de riesgo para diabetes, hipertensión, enfermedades cardiovasculares, dislipidemias, cáncer y múltiples enfermedades asociadas. La prevalencia de obesidad se ha incrementado a nivel mundial en las últimas tres décadas al afectar a uno de cada tres adultos. De acuerdo con el Estudio de Carga Global de la Enfermedad (Global Burden of Disease Study), en el año 2015 10.8% de todas las muertes en el mundo se atribuyeron a exceso de peso y en el año 2016 esta cifra se incrementó a 12.3% (6).

La Organización Mundial de la Salud (OMS) estima que, en el 2016, más de 1900 millones de adultos de 18 o más años tenían sobrepeso, de los cuales, más de 650 millones eran obesos. En general, en 2016 alrededor del 13% de la población adulta mundial (un 11% de los hombres y un 15% de las mujeres) eran obesos. Según las estimaciones en el 2016, unos 41 millones de niños menores de cinco años tenían sobrepeso o eran obesos y había más de 340 millones de niños y adolescentes (de 5 a 19 años) con sobrepeso u obesidad.

La prevalencia del sobrepeso y la obesidad en niños y adolescentes (de 5 a 19 años) ha aumentado de forma espectacular, del 4% en 1975 a más del 18% en 2016. Mientras que en 1975 había menos de un 1% de niños y adolescentes de 5 a 19 años con obesidad, en 2016 eran 124 millones, un 6% de las niñas y un 8% de los niños (7).

En México los datos son más impactantes ya que de acuerdo con la encuesta nacional de salud y nutrición (ENSANUT) 2018-2019 en México, la prevalencia combinada de obesidad y sobrepeso se encontró en el 35.5% de los niños de 5 a 11 años de edad (3 920 010 escolares en el ámbito nacional con exceso de peso), la prevalencia de sobrepeso en niñas fue 18.4% y en niños 17.7%. La prevalencia de obesidad en niños fue 20.1% y en niñas 15% (Gráfica 1).

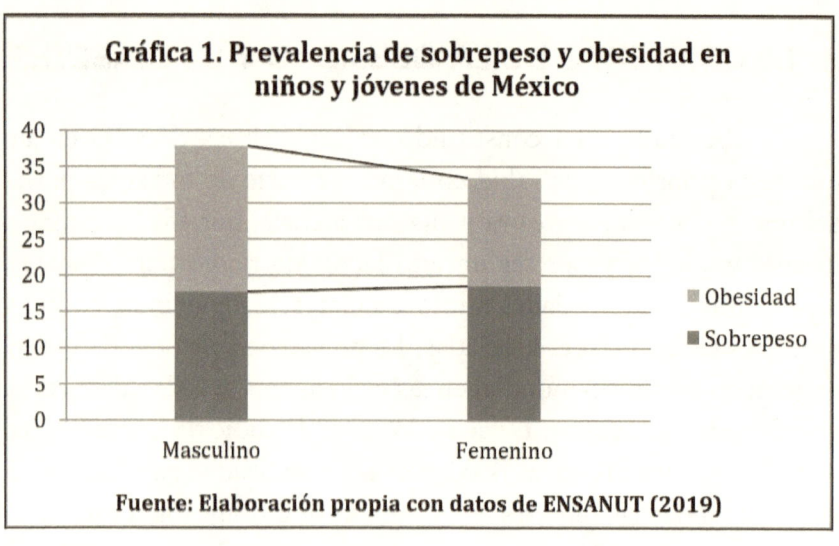

En los jóvenes de 12 a 19 años de edad se encontró 38.4% de prevalencia combinada de obesidad y sobrepeso (23.8% sobrepeso y 14.6% obesidad), La prevalencia de sobrepeso en mujeres fue del 26.9% y en hombres 20.6%. En obesidad la prevalencia fue de 14.1% en mujeres y 15.1% en hombres (Gráfica 2).

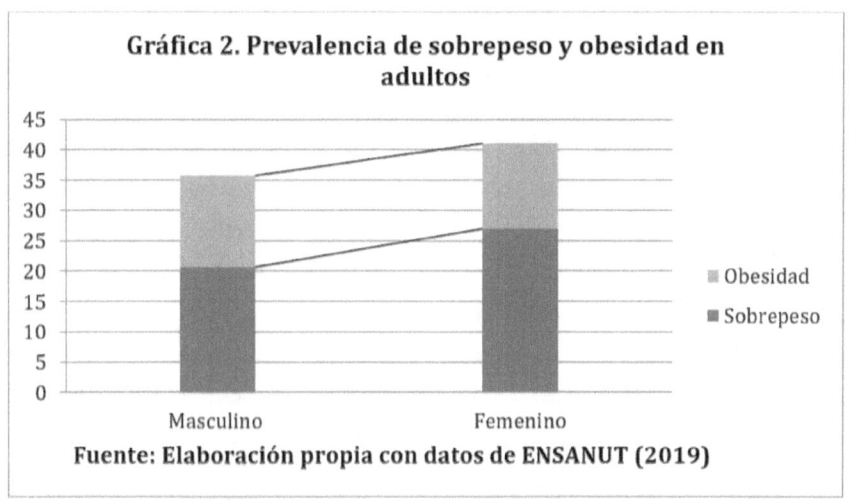

Gráfica 2. Prevalencia de sobrepeso y obesidad en adultos

Fuente: Elaboración propia con datos de ENSANUT (2019)

En el caso de los adultos, la prevalencia de sobrepeso y obesidad (IMC ≥25 kg/m2) fue de 76.8% en mujeres y 73.0% en hombres. La obesidad se encontró en el 40.2% de las mujeres y en el 30.5% de los hombres. La prevalencia de sobrepeso en hombres fue de 42.5% y en mujeres del 36.6%. La prevalencia nacional de sobrepeso de 39.5% y la de obesidad de 35.3% (8).

Estos resultados colocan a México entre los países con las más altas prevalencias a nivel mundial, nos muestran que el sobrepeso y la subsecuente obesidad se han incrementado principalmente en niños y jóvenes (5 a 19 años de edad), lo que pone de manifiesto la urgente necesidad de establecer medidas preventivas en estas edades, para disminuir o evitar que en su edad adulta desarrollen diabetes y todas las enfermedades asociadas.

En el 2004, la Organización Mundial de la Salud (OMS) creó la Estrategia Mundial sobre Régimen Alimentario, Actividad Física y Salud (DPAS), donde uno de los aspectos que recomienda a los gobiernos de todos los países, es que en las escuelas se lleve educación física todos los días, se promuevan hábitos de alimentación saludables y se limite en los comedores escolares la disponibilidad de alimentos altos en sal, azúcares y grasas (9).

En México se constituyó en el 2010, el Acuerdo Nacional de Salud Alimentaria, estrategia contra el sobrepeso y la obesidad (ANSA, 2010) de la Secretaria de Salud, que se enfocó tanto en una insuficiente actividad física e ingestión de alimentos no saludables en la población, como en los determinantes económicos y de mercado, sociales, culturales y legales que contribuyen a generar un ambiente poco propicio para llevar una vida saludable (10). El día 26 de febrero de 2013, en el Diario Oficial de la Federación, se publicó el Decreto por el que se reforma el Artículo 3o. en el Quinto Transitorio III, apartado C, a la letra dice: "Prohibir en todas las escuelas los alimentos que no favorezcan la salud de los educandos" (11).

Los programas Integrados de Salud (PREVENIMSS) y el Programa PrevenISSSTE del 2010 se pusieron en marcha como pilares de prevención enfocados a mejorar el estado de salud de la población y prevenir el desarrollo de enfermedades crónicas no transmisibles. La Estrategia Nacional para Prevención y el Control del Sobrepeso, la Obesidad y la Diabetes, emitida por la Presidencia de la República en 2013, donde en el ámbito de la salud pública propone entre otros puntos la promoción de estilos de vida saludables, amplias campañas de educación, monitoreo permanente de las enfermedades no transmisibles e implementación de acciones preventivas, y donde la Reforma Educativa aprobada, faculta a la Secretaría de Educación Pública, a fin de que en las escuelas haya alimentos sanos y nutritivos para los alumnos (12).

La Estrategia Nacional antes mencionada, ha sido insuficiente para modificar el entorno alimentario y de actividad física. Su componente educativo tampoco ha logrado motivar a la población para adoptar una alimentación más saludable y realizar más actividad física. Estos dos elementos, así como la modificación del entorno y la motivación de cambio son indispensables para revertir las altas prevalencias de sobrepeso y obesidad en México (1).

Todo lo anterior son ejemplo de algunos de los muchos programas y de los grandes esfuerzos que se han destinado a combatir el sobrepeso, la obesidad y la diabetes en México. Sin embargo, estas recomendaciones preventivas que han sido dadas a nivel mundial y la puesta en marcha de programas, acuerdos y acciones a nivel nacional, establecidos en las instituciones de salud e instancias gubernamentales, así como algunas iniciativas en los ámbitos educativos, no han tenido la efectividad esperada en sus fases aplicativas, ya que no se ha logrado detener el incremento del sobrepeso y la obesidad en nuestro país en las últimas décadas, lo que se traduce en un aumento en la prevalencia de la diabetes tipo 2 y enfermedades relacionadas.

De acuerdo a ENSANUT 2018-2019, la prevalencia de diabetes se incrementó del 9.2% en el 2012 a un 10.3% en el 2019. La mayor prevalencia se encontró en el sexo femenino con un 11.4% en comparación con el sexo masculino con un 9.1%. La prevalencia de hipertensión se incrementó de un 16.6% en el 2012 a un 18.4% en el 2019. Al igual que en la diabetes la mayor proporción se encontró en mujeres con un 20.9% en comparación con un 15.3% en hombres. La prevalencia de colesterol alto en el 2019 se situó en 30.4%.

La OMS declaró el 2016 como un año especial para prevenir la DM2, en particular en países en vías de desarrollo y con bajos a medianos ingresos per cápita. El plan consistió en insistir en pautas globales y políticas públicas que incluyan la educación para optimizar el estilo de vida, fijar la meta de mantener el peso normal, realizar actividad física y ejercicio periódico y consumir una dieta balanceada; además tuvo el propósito de reducir el riesgo de desarrollar sobrepeso, obesidad, síndrome metabólico y DM2. De esta campaña es importante destacar la meta de reducir la mortalidad prematura por enfermedades no transmisibles en una tercera parte para 2030.

El aumento más rápido de la diabetes se registra en los países de ingresos bajos y medianos. En 2012, la diabetes provocó 1,5 millones de muertes. Un nivel de glucosa en la sangre superior al deseable provocó otros 2,2 millones de muertes, al incrementar los riesgos de enfermedades cardiovasculares y de otro tipo (13).

La Asociación Americana de Diabetes (ADA) en 2021 señala que se debe considerar el cribado (realización de pruebas diagnósticas) basado en el riesgo de prediabetes y / o diabetes tipo 2 en niños y adolescentes después del inicio de la pubertad o ≥10 años de edad, lo que ocurra antes, con sobrepeso (IMC ≥ percentil 85) u obesidad

(IMC ≥95. percentil) y que tienen uno o más factores de riesgo adicionales para la diabetes. Los jóvenes con sobrepeso / obesidad y diabetes tipo 2 y sus familias deben recibir programas integrales de estilo de vida apropiados para el desarrollo y la cultura que se integren con el control de la diabetes para lograr una disminución del 7-10% en el exceso de peso (14).

El 14 de abril del 2021, en la Cumbre Mundial sobre Diabetes (a cien años del descubrimiento de la insulina), la Organización Mundial de la Salud (OMS) lanzó el "Pacto Mundial contra la Diabetes" el cual tiene como objetivo dar un muy necesario impulso a los esfuerzos para prevenir la diabetes y brindar tratamiento a todos los que lo necesitan (15).

Este es pues el panorama actual, el sobrepeso y la obesidad tienen un incremento que no ha podido ser detenido, el aumento es más alto en niños y jóvenes lo que nos indica que la diabetes y enfermedades relacionadas continuarán incrementándose si no realizamos actividades preventivas en edades tempranas.

3. ANTECEDENTES DEL MODELO EDUCATIVO COUBERTIN Y LA FUNDACIÓN EDUSANU.

En el año 2005 en respuesta a las recomendaciones de la Organización Mundial de la Salud (OMS), emitidas en el 2004 en la declaración de Ginebra, un grupo de expertos en educación y salud, elaboramos un modelo educativo, estructurado metodológicamente para implementarlo bajo un protocolo de investigación en alumnos de educación primaria y secundaria. Este modelo, incluía un programa de salud y nutrición; se implementó a partir del ciclo escolar 2005-2006 en el Instituto Pierre de Coubertin de Oaxaca, México, con el objetivo de lograr en los alumnos de educación primaria y secundaria, lo siguiente:

1. Establecer en forma perdurable, buenos hábitos de alimentación, actividad física y estilo de vida.

2. Promover un buen estado nutricional y de salud, favoreciendo su desarrollo físico y académico, así como su bienestar psicológico y social. Incluimos por ello la cafetería saludable.

3. Incluir formalmente la práctica del deporte y la educación en valores.

4. Disminuir la prevalencia de sobrepeso, obesidad y diabetes tipo 2 en niños.

5. Disminuir el riesgo de que desarrollen en su adolescencia y en la edad adulta: Diabetes tipo 2, obesidad y enfermedades relacionadas.

Como parte del protocolo a todos los alumnos se les toma peso, talla, circunferencia de cintura y cadera, se les aplica un cuestionario de hábitos de alimentación y estilo de vida al inicio, y al final de cada ciclo escolar se evalúan científicamente los resultados, para determiner su significancia estadística. Por lo anterior y a partir del 2008 se presentan los resultados en diferentes congresos y países para mostrar como en el Instituto Coubertin de Oaxaca se estaban obteniendo excelentes resultados.

En marzo del 2008, se presentaron en el Congreso Nacional de la Federación Mexicana de Diabetes, los resultados obtenidos en los alumnos durante los ciclos escolares del 2005 al 2007, obteniéndose el primer lugar nacional en la categoría de educación con el trabajo titulado: "El Modelo Educativo Pierre de Coubertin, un Modelo de Prevención de Diabetes y Obesidad para Primaria y Secundaria".

En diciembre del 2008, son presentados los resultados del Modelo Educativo Coubertin en el XLVIII Congreso Internacional de la Sociedad Mexicana de Nutrición y Endocrinología A. C. (16). En el 2009, por segunda ocasión se obtiene el primer lugar a nivel nacional, como trabajo de investigación en el área de educación con el trabajo titulado: "El Modelo Educativo Coubertin en la Prevención de Diabetes y Obesidad en Primaria y Secundaria, resultados del 2005 al 2008" (4).

A nivel Internacional el Modelo Educativo Coubertin se presenta en el Congreso Mundial de prevención en Diabetes en Dresden

Alemania 2010 (17). Congreso Mundial Europeo de Diabetes en Lisboa, Portugal 2011, (18). Congreso de la Asociación de Endocrinólogos Clínicos de Norteamérica (AACE) en Filadelfia 2012. (19). V Congreso Internacional de Educación del Instituto Multidisciplinario de Especialización en México 2013 (20).

En el 2013 el Modelo Educativo Coubertin es galardonado con el Premio "Enrique Pérez Pasten" y por tercera ocasión con el Primer Lugar como trabajo de investigación en educación en el XXV Congreso Nacional de la Federación Mexicana de Diabetes. Al obtenerse la menor prevalencia de sobrepeso y obesidad de México en los alumnos del Instituto Coubertin a través de su Modelo Educativo (Gráfica 3), (5).

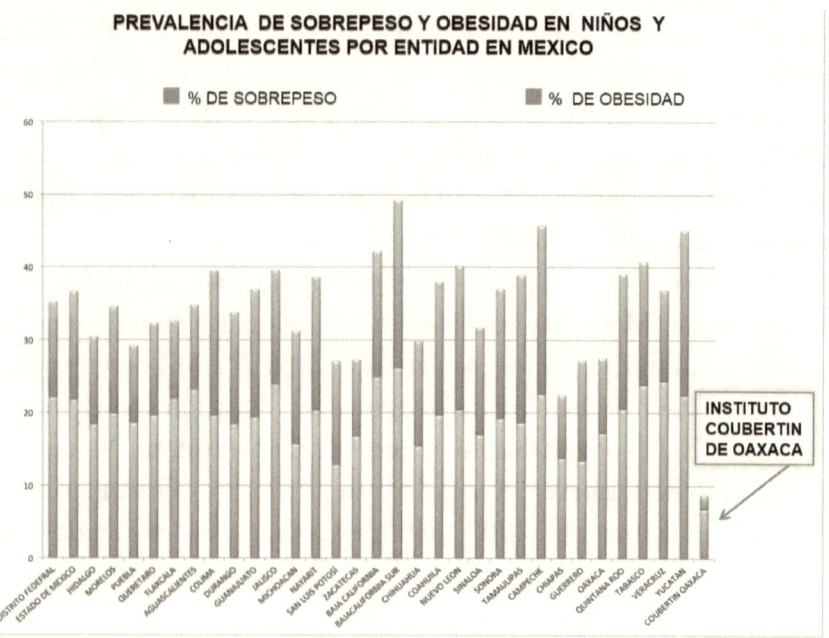

Fuente: Resultados de ENSANUT 2012 y Congreso Nacional de la FMD 2013

3.1 El Proyecto EDUSANU Latinoamérica.

A partir de resultados obtenidos en beneficio de los alumnos con el Modelo Educativo Coubertin, y con el objetivo de llevar a este beneficio a los niños y niñas de los países latinoamericanos, se elaboró el proyecto EDUSANU (Educación en Salud y Nutrición), en colaboración con la Asociación Latinoamericana de Diabetes. En agosto del 2014 es presentado en el VII Congreso Boliviano de Endocrinología en la Ciudad de Santa Cruz Bolivia el "Proyecto EDUSANU Latinoamérica", donde se propone junto con la Asociación Latinoamericana de Diabetes (ALAD) editar los seis libros del Curso de Nutrición y Salud del Instituto Pierre de Coubertin para educación primaria (uno para grado escolar) y por ello el Dr. Mario Eduardo Martínez, Presidente de EDUSANU, recibe la distinción de visitante distinguido de la ciudad (21).

Agosto del 2015, se presenta el proyecto EDUSANU Latinoamérica, durante la "I Jornada Internacional de Diabetes y Obesidad" en Punta Cana, República Dominicana. (22) octubre del 2015 es presentado el proyecto EDUSANU Latinoamérica en el Octavo Congreso Mundial de Prevención de Diabetes y sus complicaciones en Cartagena, Colombia. (23).

En el 2016 se concluye la edición de la serie de libros del Curso de Nutrición y Salud, La Aventura de los Nutrientes, para educación primaria avalados todos ellos por: IPCM, ALAD, International Network of Pierre de Coubertin Schools (RIEC), Sociedad Mexicana de Nutrición y Endocrinología A.C. (SMNE) y Unidad Normativa de Investigación de la Calidad Académica (UNICA).

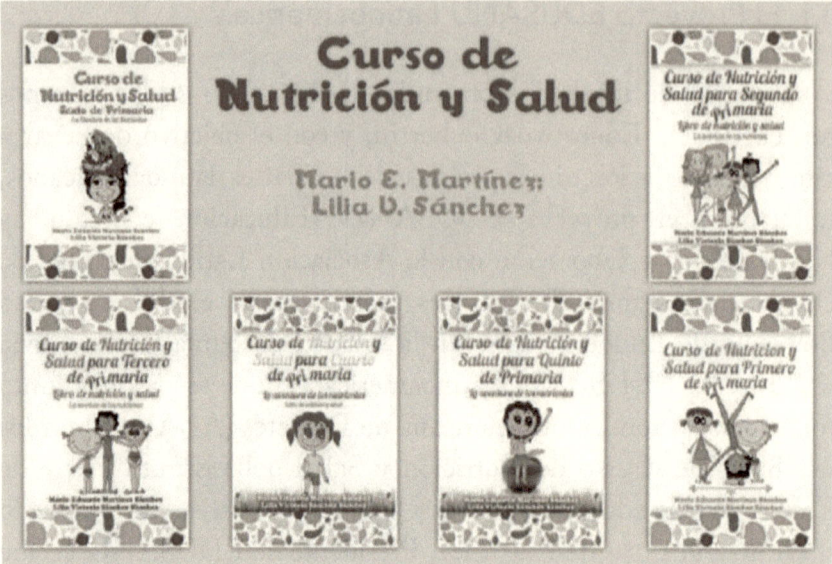

3.2 Implementación y desarrollo del programa EDUSANU Latinoamérica

Septiembre del 2016 se da inicio a la implementación del Programa EDUSANU en varias escuelas de México y de República Dominicana bajo la coordinación de la Dra. Lilia Victoria Sánchez y el Dr. Mario Eduardo Martínez en México y los Dres. Samuel Ramos y Raiza García en República Dominicana.

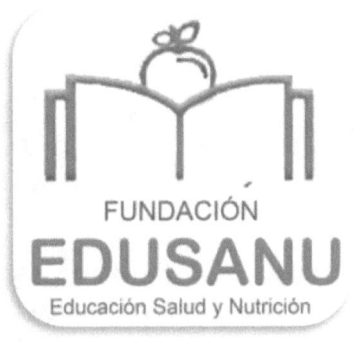

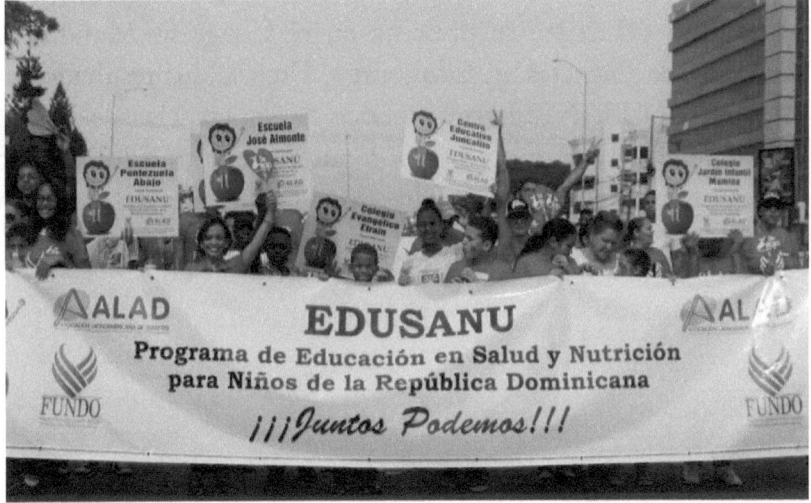

Por lo anterior, en febrero del 2017 se constituye en México, la Fundación para la Educación en Salud y Nutrición, Fundación EDUSANU, misma que preside a la fecha la Maestra Luz Astrid Martínez Sánchez. En adelante se llevan a cabo una serie de acciones para lograr las metas de EDUSANU. En septiembre del 2017, en Oaxaca, México, se continúa trabajando y mejorando el programa de la Fundación EDUSANU y se continúa apoyando para que se formalice el programa en ocho escuelas de República Dominicana. Noviembre del 2017 una delegación de la Organización Mundial de la Salud visita las escuelas integradas al programa EDUSANU en República Dominicana, ya que se observan cambios en los hábitos de alimentación y en los estilos de vida de los niños de esta comunidad.

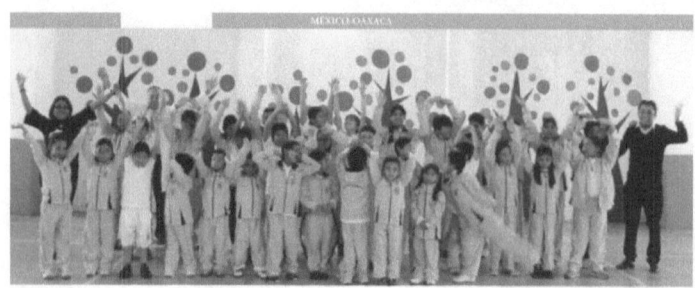

Foto 1. Alumnos del Instituto Pierre de Coubertin, celebrando el inicio del programa EDUSANU.

En julio del 2018, se presenta en el Congreso Mundial de Prevención de Diabetes en Edimburgo, Escocia, los resultados del programa EDUSANU Latinoamérica de las escuelas de México y de República Dominicana (24) donde se muestran los cambios que hay en los niños y adolescentes con la aplicación del Programa EDUSANU.

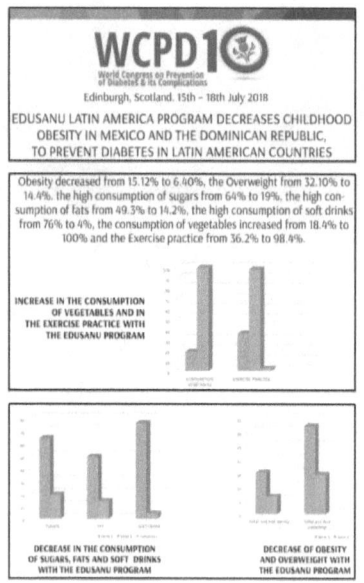

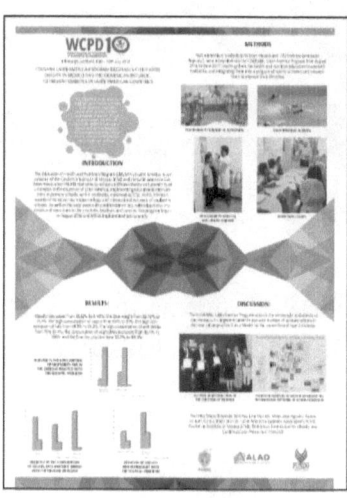

En vista de la necesidad de mejorar los contenidos de la serie de libros Curso de Nutrición y Salud se realiza una segunda edición.

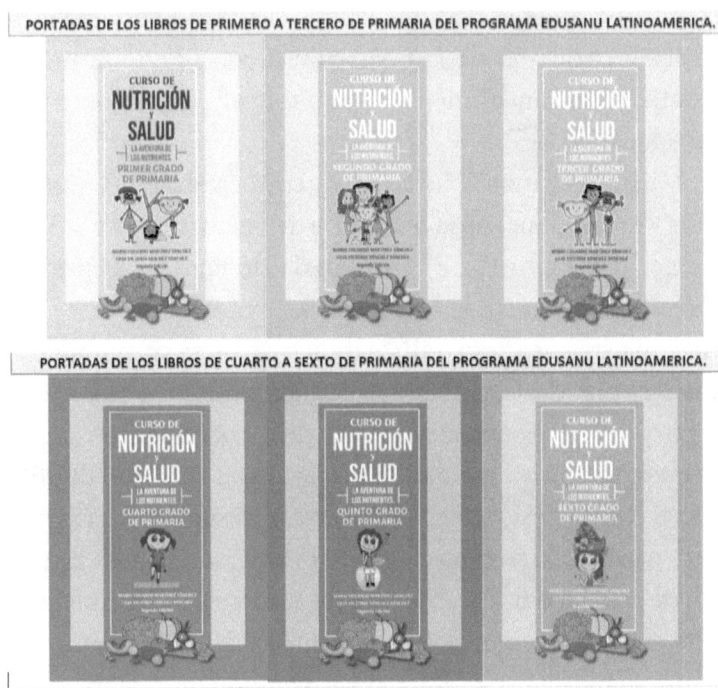

PORTADAS DE LOS LIBROS DE PRIMERO A TERCERO DE PRIMARIA DEL PROGRAMA EDUSANU LATINOAMERICA.

PORTADAS DE LOS LIBROS DE CUARTO A SEXTO DE PRIMARIA DEL PROGRAMA EDUSANU LATINOAMERICA.

Durante el 2021, para fortalecimiento y difusión del programa, los libros se traducen al inglés, ya que se busca la implementación de los mismos en otros países. La implementación del programa está proyectada para que sea en forma permanente y en todas las escuelas se recabarán los datos iniciales y finales en cada ciclo escolar (peso, talla, cintura, cadera, cuestionario de hábitos de alimentación y de actividad física) para evaluar los resultados, mismo que continuaran presentándose en congresos nacionales e internacionales.

Para el ciclo escolar 2021-2022 se iniciará la integración de escuelas que conformaran el grupo piloto de esta segunda edición, implementándose en ellas el programa al 100%, con el objetivo de identificar los cambios pertinentes para maximizar el beneficio hacia los niños y jóvenes de educación preescolar, primaria y secundaria. Actualmente se están elaborando los contenidos para los libros de educación secundaria y bachillerato.

Con el panorama antes descrito, sabemos que el ámbito escolar es una ventana de oportunidad para la prevención y el combate de la grave epidemia de obesidad que afecta a la población mexicana. La permanencia cotidiana de la población escolar permite un proceso de aprendizaje de conocimientos y hábitos saludables como parte del proceso educativo (25).

En México, el marco jurídico vigente establece claramente las funciones y obligaciones de la Secretaría de Salud (SS) y de la Secretaría de Educación Pública (SEP) en materia de vigilancia nutricional y del control y prevención de sobrepeso y de obesidad, entre las que se incluye el registro del peso, talla e índice de masa corporal de toda la población escolar del sistema de educación básica del país (26).

Dentro de las principales causas de la obesidad en escolares y adolescentes, se ha documentado el exceso en el consumo de alimentos y bebidas con alta densidad energética, grasa y azúcares en sustitución de alimentos naturales, así como el tiempo prolongado frente a las pantallas y la falta de actividad física. Además, los escolares están inmersos en un ambiente obesogénico que predomina en los colegios y el hogar.

Como hemos visto, se ha documentado que la presencia de obesidad o sobrepeso y la inactividad física en escolares y adolescentes se asocian con resultados adversos para la salud, disminución de la calidad de vida y una alta prevalencia de síntomas depresivos en adolescentes de hasta el 57.9% (27,28,29).

La dieta es uno de los principales factores de riesgo para el desarrollo de enfermedades crónicas no transmisibles (ECNT). En 2017 se estimó que, a nivel mundial, 11 millones de muertes y 255 millones de años de vida ajustados por discapacidad se atribuyeron a factores dietéticos (30). En cuanto al consumo de alimentos no recomendables para consumo cotidiano, en el grupo de adolescentes se encontró que el 84.9 % consumen bebidas no lácteas endulzadas, el 56.5% botanas, dulces y postres y el 36.5 % cereales dulces (8).

En México se ha documentado que en las últimas dos décadas algunas de las comorbilidades asociadas con la obesidad, como diabetes e hipertensión, contribuyen a un gran porcentaje de mortalidad, discapacidad y muerte prematura en la población. Debido a esto, actualmente la obesidad es considerada uno de los principales problemas de salud pública en el país (31).

La educación en nutrición y salud con bases, estrategia y de forma estructurada, sin duda, se debe implementar en la educación básica para mejorar el estado nutricional y la salud de los niños y niñas y favorecer su desarrollo físico y académico; disminuir la desnutrición, sobrepeso y obesidad, previniendo con ello el desarrollo de diabetes y enfermedades relacionadas.

Aprovecho la ocasión para invitar a las autoridades gubernamentales, educativas y de salud, así como a organismos y asociaciones a considerar el programa de la Fundación EDUSANU, en beneficio de la salud y nutrición de los niños y las niñas. Así también a los directivos de las escuelas y asociaciones de padres de familia para integrar a su institución educativa a la "Red internacional de escuelas EDUSANU". Si bien, este breve resumen es solo una parte de muchas actividades que se están realizando en torno al Programa de la Fundación EDUSANU, espero que de un marco general de lo que es y representa este programa cuyo aval principal es el Comité Internacional Pierre de Coubertin con sede en Lausana Suiza.

3.3 Inscripción de escuelas al programa EDUSANU.

Todas las escuelas de educación básica (primarias y secundarias), sean públicas o privadas de cualquier país del mundo de habla hispana o inglesa, pueden inscribirse al Curso de Nutrición y Salud del Programa EDUSANU Latinoamérica y beneficiar con ello a sus alumnos. ingresando a la página: fundacionedusanu.org.mx rellenar el formulario de inscripción y enviarlo. Contamos con una serie de materiales, que ahora en las clases en línea han apoyado en gran medida a los profesores y los alumnos, ya que son contenidos relacionados con cada uno de los grados en esos niveles educativos.

Es importante que nombren un responsable del programa en su escuela para que este, a su vez, envíe la información que se les solicita al inicio y al final del ciclo escolar y para que solicite el material adicional que considere necesario de acuerdo a las particularidades de su institución educativa.

FORMULARIO DE INSCRIPCIÓN PARA INTEGRARSE A LA RED INTERNACIONAL DE ESCUELAS EDUSANU (RIEE)	
FECHA EN QUE SE ENVIA:	
Nombre de la Escuela	
Tipo de escuela (pública, privada, otra)	
Tipo de población (urbana, semiurbana, rural)	
Número aproximado de alumnos por grado escolar	1º: _____ 2º: _____ 3º: _____ 4º: _____ 5º: _____ 6º: _____
Clave de la escuela	
País	
Estado o provincia	
Municipio o localidad	
Calle y número	
Colonia	
Teléfono (s)	
Correo electrónico (E-mail)*	
Nombre del responsable designado	
E-mail del responsable*	
Datos adicionales que quiera agregar	

*El e-mail de la escuela puede ser el mismo o distinto que el del responsable designado.

La información que recabarán de sus alumnos las escuelas al inicio y al final de cada ciclo escolar es la siguiente:

A). Toma de peso en Kg.
B). Toma de estatura en cm.
C). Medida de la cintura en cm.
D. Medida de la cadera en cm.
E. Aplicación del cuestionario de hábitos de alimentación y estilo de vida.

El cuestionario y las técnicas correctas de medición están a disposición de todas las escuelas inscritas en la página fundacionedusanu.org.mx la cual funciona como plataforma del programa y ofrece una asesoría permanente para los profesores, directivos y padres de familia de las escuelas integradas al programa, además contiene actividades adicionales, ejercicios, cuentos, juegos, artículos, lecturas complementarias, etc., que podrán solicitar libremente las instituciones participantes para establecer las estrategias de aprendizaje adecuadas a las características de sus alumnos y de su entorno, Así también tienen a su disposición, publicaciones, artículos y actividades complementarias para los profesores, personal de los comedores escolares y padres de familia.

Las escuelas inscritas al programa podrán enviar actividades, juegos, cuentos, artículos y cualquier otro material creado por ellas; este material se pondrá a disposición de todas las escuelas, señalándose el nombre de los autores del material y de la escuela, y otorgándoseles una constancia como colaboradores del programa. Las escuelas inscritas al programa EDUSANU LATINOAMÉRICA tendrán el derecho de promocionarse como pertenecientes a la "Red Internacional de Escuelas EDUSANU", al mismo tiempo que, quienes cumplan con las actividades del programa recibirán al final de cada ciclo escolar su Certificado de: **"Escuela de Calidad en Educación en Salud y Nutrición"**

BIBLIOGRAFIA:

(1)   Recomendaciones para una Política de Estado para la Prevención y Control de la Obesidad en México en el periodo 2018-2024 Juan Ángel Rivera Dommarco, M. Arantxa Colchero, Mario Luis Fuentes y Col. Teresita González de Cosío Martínez, Carlos A. Aguilar Salinas, Gonzalo Hernández Licona, Simón Barquera, Claudia Gabriela García Chávez, Mishel Unar Munguía, Mauricio Hernández Fernández "La Obesidad en México. Estado de la política pública y recomendaciones para su prevención y control". México, 2018. Postura, Pág. 15-30.

(2) Sobrepeso y Obesidad en los Niños. Determinantes desde una Perspectiva de Curso de Vida. Sonia Hernández Cordero, Ivonne Ramírez, Otilia Perichart, Mónica Mazariegos, Hortensia Reyes, Ana Carolina Ariza. "La obesidad en México. Estado de la Política Pública y Recomendaciones para su Prevención y control". México, 2018. Cap. 5. Pág. 89-106.

(3) Mario Eduardo M, Lilia Victoria S y Col. El Modelo Educativo Coubertin, Un Modelo de Prevención para Diabetes y Obesidad en Primaria y Secundaria. Memorias del XX Congreso de la Federación Mexicana de Diabetes. Revista de la Federación Mexicana de Diabetes Vol. IX. Núm. 3. Mayo-junio. 2008. Primer Lugar a nivel nacional" como trabajo de investigación en el área de educación.

(4) Mario Eduardo M, Lili Victoria S y Col. "El Modelo Educativo Coubertin en la Prevención de la Diabetes y Obesidad en Primaria y Secundaria, resultados del 2005 al 2008". Revista de la Federación Mexicana de Diabetes Vol. X. Núm. 4. Julio-agosto. 2009. México. Primer Lugar a nivel nacional, como trabajo de investigación en el área de educación.

(5) María Luisa Hdez. Mario Eduardo M y Col, "obtención a través del Modelo Educativo Coubertin de la más baja Prevalencia de Sobrepeso y de Obesidad en Niños y Adolescentes en Comparación con las Observadas en México y en Otros Países". Memorias de XXV Congreso Nacional de la Federación Mexicana de Diabetes, marzo 2013. México. Premio "Enrique Pérez Pasten" y Primer Lugar a nivel nacional como trabajo de investigación en el área de educación.

(6) Collaborators GBDO, Afshin A, Forouzanfar MH, Reitsma MB, Sur P, Estep K, et al. Health effects of overweight anda obesity in 195 countries over 25 years. N Engl J Med. 2017;377(1):13-27. https//:doi.org/10.1056/NEJMoa1614362

(7) Datos y cifras de la OMS sobre Obesidad y Sobrepeso. 9 de junio del 2021. https://www.who.int/es/news-room/fact-sheets/detail/obesity-and-overweight.

(8) Encuesta Nacional de Salud y Nutrición (ENSANUT) 2018-2019. Resultados nacionales. https://ensanut.insp.mx/encuestas/ensanut2018/doctos/informes/ensanut_2018_informe_final.pdf

(9) Global Strategy on Diet, Physical Activity and Health. Geneva, World Health Organization, 2004.

(10) Secretaría de Salud. Acuerdo Nacional para la Salud Alimentaria. Estrategia Contra el Sobrepeso y la Obesidad. Enero, 2010.

(11) Diario Oficial de la Federación. 26 de febrero del 2013. Decreto por el que se reforma el artículo 3º. https://www.dof.gob.mx/nota_detalle.php?codigo=5288919&fecha=26/02/2013.

(12) https://www.gob.mx/presidencia/acciones-y-programas/estrategia-nacional-para-prevencion-y-el-control-del-sobrepeso-la-obesidad-y-la-diabetes.

(13) Día Mundial de la Salud 2016: Organización Mundial de la Salud. https://www.who.int/es/news-room/commentaries/detail/world-health-day-2016-let-s-beat-diabetes.

(14) American Diabetes Association. 13. Niños y adolescentes: estándares de atención médica en diabetes 2021. Diabetes Care. 2021;44(Suppl 1): https://care.diabetesjournals.org/content/diacare/suppl/2020/12/09/44.Supplement_1.DC1/DC_44_S1_final_copyright_stamped.pdf.

(15) Cumbre Mundial sobre Diabetes, Organización Mundial de la Salud "Pacto Mundial Contra la Diabetes. https://www.who.int/initiatives/the-who-global-diabetes-compact#.

(16) Mario Eduardo M, Lilia Victoria S y Col. Resultado del Modelo Educativo Coubertin para Prevención de Diabetes y Obesidad en Niños y Adolescentes. Memorias del XLVII Congreso Internacional de La Sociedad Mexicana de Nutrición y Endocrinología A. C. Diciembre 2008.

(17) Sánchez, Sánchez Lilia Victoria. The Coubertin Educational Model, in the prevention of diabetes and obesity in primary and secondary school. Programme Book of the 6º. World Congress on Prevention of Diabetes and Its Complications. Abril del 2010, Dresden Alemania.

(18) Mario Eduardo M, Lilia Victoria S y Col. Prevención de Diabetes y Obesidad en Niños y Adolescentes a través del Modelo Educativo Coubertin. Memorias del Congreso de la "European Association for the Study of Diabetes" septiembre 2011. Lisboa, Portugal.

(19) Mario Eduardo M, Lilia Victoria S y Col. Obesity: Success ful Interventions in Obesity in Public Schools. 5th Congreso de la Asociación Americana de Endocrinólogos Clínicos (AACE). Mayo 2012 Filadelfia, USA.

(20) Lilia Victoria S. Mario Eduardo M y Col. "Formación en Calidad de Vida Alimentaria con el Modelo Educativo Coubertin" V Congreso Internacional de Educación del Instituto Multidisciplinario de Especialización. Marzo 2013. México.

(21) Mario Eduardo m y Col. "Prevención de Diabetes tipo 2 en niños y adolescentes". VIII Congreso Boliviano de Endocrinología., agosto del 2014. Sta. Cruz Bolivia.

(22) Mario E. Martínez, Lilia V. Sánchez. Félix M. Escaño., José A. Mesa., Juan Rosas G., Ana L. Cagide., Melchor Alpizar Salazar y Col. "Presentación Oficial del Programa EDUSANU Latinoamérica" Primera Jornada Internacional de Diabetes y Obesidad. Agosto 2015. República Dominicana.

(23) Mario E. Martínez, Lilia V. Sánchez. Félix M. Escaño., José A. Mesa., Juan Rosas G., Ana L. Cagide., Melchor Alpizar Salazar y Col. "EDUSANU Latinoamérica. Programa de Educación en Nutrición y Salud para Escuelas Primarias de los Países Latinoamericanos de Habla Hispana". Octavo Congreso Mundial de Prevención de Diabetes y sus Complicaciones. Octubre 2015. Colombia.

(24) Martínez Mario E., Sánchez Lilia L., Mesa José A., Ramos Samuel, García Raíza y Col. "Edusanu Latin America Program Decrease Childhood obesity in Mexico and the Dominican Republic to prevent Diabetes in Latinamerican Countries". World Congres son Prevention of Diabetes & its Complications. Edinburgh, Scotland. July 2018.

(25) Marti Yareli Del Monte-Vega, MSP, Teresa Shamah-Levy, DSP, Ignacio Méndez-Gómez Humarán, M en C. y Col. Cambios en Sobrepeso y Obesidad en Escolares Mexicanos de Primarias Públicas entre 2015 y 2018. Salud Pública de México / vol. 63, no. 2, marzo-abril de 2021.

(26) Diario Oficial de la Federación. Decreto por el que se reforman y adicionan diversas disposiciones de la Ley General de Salud, para el control del sobrepeso, la obesidad y los trastornos de la conducta alimentaria. México: Secretaría de Gobernación, 2015. Disponible en:
http://dof.gob.mx/nota_detalle.php?codigo=5411541 &fecha=14/10/2015

(27) Teresa Shamah-Levy, PhD,(1) Lucía Cuevas-Nasu, MSc y Col. Prevalencia y Predisposición a la Obesidad en una Muestra Nacional de Niños y Adolescentes en México. Salud Pública de México / vol. 62, no. 6, noviembre-diciembre de 2020.

(28) Hernández L, Rothenberg S, Barquera S, Cifuentes E. The Toxic Food Environment Around Elementary Schools and Childhood Obesity in Mexican Cities. Am J Prev Med. 2016;51(2):264-70. https://doi.org/10.1016/j.amepre.2016.02.021

(29) Meza-Peña C, Pompa-Guajardo EG. An Approach to the Study of Obesity and Depression in a Sample of Mexican Adolescents in Northern Mexico. CIENCIA Ergo-sum. 2018;25(3):1-9. https://doi.org/10.30878/ces.v25n3a.

(30) Afshin A, Sur PJ, Fay KA, Cornaby L, Ferrara G, Salama JS, et al. Health effects of dietary risks in 195 countries, 1990–2017: A Systematic Analysis for the Global Burden of Disease Study. 2017. Lancet. 2019;393(10184):1958-72. https://doi.org/10.1016/S0140-6736(19)30041-8.

(31) Simón Barquera, PhD, (1) Lucía Hernández-Barrera, MSc, (1) y Col. Obesidad en México, prevalencia y tendencias en adultos. Ensanut 2018-1. Salud Pública de México / vol. 62, no. 6, noviembre-diciembre de 2020. Pág. 682-692.

CAPÍTULO III

1.2 LOS PROGRAMAS CONTRA LA DIABETES

El exponencial crecimiento de la diabetes y su posicionamiento como problema prioritario de salud pública han condicionado que en las últimas décadas organizaciones nacionales e internacionales establezcan múltiples programas en contra de ella, sin embargo, hasta la fecha no han tenido la efectividad esperada y la diabetes continúa incrementándose en todos los países del mundo.

La primera organización internacional enfocada al estudio y combate a la diabetes fue la Federación Internacional de Diabetes (FID) que se fundó oficialmente el 23 de septiembre de 1950 en Ámsterdam. (1). Fue en 1957 cuando se establecieron relaciones oficiales entre la Organización Mundial de la Salud (OMS) y la FID (2).

En mayo de 1989, la OMS aprueba una resolución para la prevención y el control de la diabetes (3). Iniciándose con esto el primer programa de carácter internacional, con recomendaciones específicas para la prevención y la lucha contra la Diabetes. Esta resolución en su primer punto señala lo siguiente: La 42 Asamblea Mundial de la Salud, reconociendo que la diabetes mellitus es una enfermedad crónica, debilitante y costosa, que puede entrañar graves complicaciones, en particular ceguera, cardiopatías y afecciones renales, observando que la diabetes representa ya una carga considerable para los servicios de salud pública de los Estados Miembros y constituye un problema creciente, sobre todo en los países en desarrollo. Consciente del apoyo de la Federación Internacional de Diabetes y de los Centros Colaboradores de la OMS para la diabetes realiza una invitación a los Estados Miembros a:

— Evaluar la importancia nacional de la diabetes.
— Aplicar medidas basadas en la población, ajustadas a la situación local, para prevenir y luchar contra Ia diabetes.
— Intercambiar con otros Estados Miembros oportunidades de formación y ampliación de estudios sobre los aspectos clínicos y de salud pública de Ia diabetes.
— Establecer un modelo para adoptar un criterio integrado en la prevención y lucha contra la diabetes a nivel comunitario.

En octubre de 1989, delegados de la OMS y de la FDI, se reunieron en St. Vincent, Italia, donde suscribieron la "Declaración de Saint Vincent sobre Atención y Estudios de la Diabetes en Europa". Dicha reunión constituyo la primera iniciativa oficial destinada a formular planes y políticas para mejorar la atención de la diabetes en los países europeos.

La IDF, conforma las asociaciones nacionales de diabetes en países y cada asociación nacional a su vez, tiene sus asociaciones locales. A través de ellos se establecen cursos de diabetes a médicos y también cursos y talleres específicamente dirigidos a pacientes.

La formación de educadores en diabetes es parte también importante de la lucha contra la diabetes. La frase de Joslin, acuñada por el mismo en el año, donde refiere "La educación no es parte del tratamiento de la diabetes, es el tratamiento" así como la de "El paciente con diabetes que más sabe, más vive". Son lemas que se identifican con algunas de estas asociaciones.

Actualmente los medios electrónicos ponen al alcance de todos los médicos y de todos los pacientes herramientas valiosas para su capacitación, para el control de su diabetes. Los gobiernos se esfuerzan por promover una mayor actividad física y una alimentación más saludable entre la población; en muchos países se han etiquetado los alimentos con sus aportaciones nutricionales y se le han puesto señales de advertencia para referir que son altos en azúcares o grasas, y se ha aumentado el impuesto en bebidas azucaradas o en lo que en algunos países se les conoce como "alimentos chatarra".

Se han establecido programas en los ámbitos escolares, prohibiendo incluso la venta de bebidas con excesos de azúcares y /o de grasas. Pareciera ser sin embargo que todas estas medidas que se han venido implementando al largo de los últimos 50 años, no han logrado detener el avance de la diabetes y contrariamente esta enfermedad se ha incrementado hasta constituir en lo que algunos consideran como una catástrofe sanitaria a nivel mundial.

Durante el 2020 y 2021, la atención se ha puesto principalmente en la pandemia del coronavirus, que actualmente ocupa ya el segundo lugar como causa de muerte superado solamente por las enfermedades cardiovasculares y seguido muy de cerca por la diabetes. Pero algo que debe considerarse importantemente en este caso, es que las personas con diabetes han presentado una mayor prevalencia de casos graves y de mortalidad por coronavirus que otros grupos poblacionales. En México donde la diabetes afecta al 10.4% de la población, (de acuerdo a la encuesta de nutrición y salud (2018-1019) cuyos resultados se presentaron en noviembre del 2020, en las defunciones por coronavirus, el 36.8 % de las personas tenían diabetes. La pandemia del coronavirus ha puesto de manifiesto la importancia del buen control de la diabetes, ya que la gran mayoría de pacientes afectados por las formas más graves de la enfermedad, presentaban descontrol de su diabetes.

Pero entonces ¿Qué está fallando? ¿Por qué no están teniendo la efectividad esperada los programas contra la diabetes? ¿Qué tenemos que hacer? Sin duda alguna ¡hay que cambiar! En 1992, el Grupo de Estudio de Ia OMS sobre Prevención de Ia Diabetes Mellitus, presenta un enfoque amplio y estructurado sobre la prevención de la diabetes (5).

1. PROGRAMAS PREVIOS Y ACTUALES PARA DISMINUIR LA DIABETES EN MÉXICO.

Dentro de los esfuerzos de nuestras autoridades de salud para abordar este problema pueden mencionarse: el Acuerdo Nacional de Salud Alimentaria, estrategia contra el sobrepeso y la obesidad (ANSA, 2010) de la Secretaria de Salud, que se enfocó tanto en una insuficiente actividad física e ingestión de alimentos no saludables en la población, como en los determinantes económicos y de mercado, sociales, culturales y legales que contribuyen a generar un ambiente poco propicio para llevar una vida saludable (19).

Después de este plan se creó el Consejo Nacional para la Prevención y Control de las Enfermedades Crónicas no Transmisibles,21 cuyo objetivo primordial era coadyuvar a establecer tanto mecanismos interinstitucionales de prevención y control, como los instrumentos capaces de abordar rápida, ordenada y eficazmente las necesidades de atención a la salud, generadas por las enfermedades de este tipo en la población afectada.

El día 26 de febrero de 2013, en el Diario Oficial de la Federación, se publicó el Decreto por el que se reforma el artículo 3o. En el Quinto Transitorio III, apartado C, a la letra dice: "Prohibir en todas las escuelas los alimentos que no favorezcan la salud de los educandos"

Programas Integrados de Salud (PREVENIMSS).

Este programa lanzado a nivel de la medicina familiar incluye la estrategia que integra acciones antes dispersas, de ahí su denominación; para fines de comunicación, se formó el acrónimo PREVENIMSS, que fusiona el concepto prevención con las siglas del Instituto Mexicano de Seguridad Social (IMSS).

El 15 de octubre del 2010 fue puesto en marcha el Programa PrevenISSSTE que tiene como objetivo empoderar a sus derechohabientes para lograr la regresión del sobrepeso y la obesidad y la detección oportuna de la diabetes y otras enfermedades crónicas degenerativas, así como promover la sana alimentación, la práctica del ejercicio, entre otros muchos aspectos más.

En la actualidad la diabetes mellitus es considerada emergencia epidemiológica. La Secretaría de Salud y el Comité Nacional de Seguridad en Salud, mediante el Subcomité de Enfermedades Emergentes emitieron la declaratoria de Emergencia epidemiológica EE-4-2016 para todo el país, debido a la magnitud y trascendencia de los casos de diabetes mellitus. Las cuatro acciones recomendadas en esta alerta epidemiológica son:

1.- Hacer visible la problemática de salud, convenciendo a la población de que se requiere su participación.
2.- Catalogar la diabetes como de alta prioridad.
3.- Buscar la coordinación con todas las instancias, gobierno federal y todos los niveles del mismo.
4.- Hallar la manera de asegurar los insumos para detectar de forma oportuna y temprana la enfermedad y tratarla correctamente.

Hay tres aspectos que consideramos relevantes y que pueden mejorar la efectividad de los programas contra la diabetes:

El primero de ellos la implementación de cursos de nutrición y salud en la educación básica
El segundo la educación formal de los pacientes con prediabetes y con diabetes.
El tercero de ellos la inclusión de la capacitación específica en diabetes en las escuelas y facultades de medicina y de otros estudiantes de ciencias de la salud.

Es importante señalar que no existe la materia de diabetes en las facultades de medicina de nuestro país, el tema se incluye en la materia de endocrinología y en términos generales solo reciben una información fisiopatología sin un enfoque en la atención del paciente, el termino de educación en diabetes para los pacientes no existe en la preparación de los nuevos médicos. Pero estos tres aspectos deben abordarse e implementarse con una estructura y formalidad que los haga factibles y perdurables, por lo que se requiere de la intervención directa de los gobiernos y de todos los sectores poblacionales que están siendo afectados por este padecimiento.

Por lo anterior, deben sumarse a todos los contenidos ya especificados en los programas existentes que, si bien no parecieran estar teniendo éxito, tenemos la certeza de que han tenido un invaluable beneficio, y que sin la suma de todos estos grandes esfuerzos la diabetes sería mucho más prevalente en todo el mundo.

SOLUCIONES EN MÉXICO PARA DISMINUIR LA DIABETES

Después de haber revisado los múltiples programas que se han establecido desde hace décadas para tratar de detener el avance de la diabetes, podemos entender que la solución es más compleja de lo esperado. Pero también es de llamar la atención que la mayoría de los programas se han enfocado en la población con diabetes y la inclusión de la población sin diabetes ha sido mínima.

Esto tiene gran importancia si consideramos que en México la diabetes afecta al 11.4% de la población y por lo tanto hay un 88.6% de la población que no está siendo incluida en el problema.

Desde el punto de vista científico la mejor manera de tener salud, es evitar la enfermedad. Por ello la prevención se ha considerado como fundamental, pero a pesar de ello sigue sin dársele la importancia necesaria.

No cabe duda que los programas internacionales, nacionales y locales que luchan contra la diabetes tienen una gran importancia y que han logrado disminuir el avance de la diabetes, pero sabemos que no es suficiente. La propuesta es seguir trabajando y fortaleciendo dichos programas, pero también buscar otras estrategias adiciónale s que contribuyan a la disminución de la prevalencia de la diabetes.

La prevención primaria es y será siempre la más importante y se define como "Acciones dirigidas a evitar la aparición de una enfermedad mediante el control de los agentes causales o los factores de riesgo".

En el caso de la diabetes tipo 2 se tienen plenamente identificados a estos agentes causales y factores de riesgo y se ha demostrado en múltiples estudios que la prevención puede evitar el desarrollo de la diabetes tipo 2 en más el 85% de los casos.

Ye tenemos en México los programas que están luchando en la prevención secundaria que está dirigida a los pacientes que ya padecen diabetes y en la prevención terciaria que trata de frenar o evitar el desarrollo de complicaciones.

Falta pues en nuestro país un esquema formalmente estructurado para la prevención primaria de la diabetes.

Sabemos que, a menor edad de intervención, mejores son los resultados en los ámbitos de la prevención primaria, por ello consideramos que el programa de la fundación EDUSANU, debe ser valorado y tomado en cuenta para su implementación en la mayor cantidad posible de centros escolares, pues ha demostrado sin lugar a dudas su impacto en la disminución de la obesidad, el sobrepeso y de otros factores de riesgo que favorecen en la actualidad la aparición de la diabetes.

Por otra parte, la detección de personas con factores de riesgo para la diabetes se ha propuesto desde hace décadas, sin embargo, no se ha concretizado su efectividad ni su impacto o trascendencia para la evitación de las diabetes.

La concientización de la población sobre el estado en que se encuentra puede determinar en ellos una mayor responsabilidad sobre su propio estado de salud y contribuir a que establezcan medidas preventivas en su persona antes de que aparezca en ellos la diabetes. El concepto de Pre-pre-diabetes, la identificación de las personas con ello y los programas de intervención son prácticamente desconocidos en nuestros países, cuando en los congresos mundiales de prevención de la diabetes ya son términos bien conocidos.

El estado de prediabetes a pesar de tener todas sus características bien definidas, en nuestro país es un concepto poco conocido y no se han establecido programas para que los pacientes se identifiquen con este concepto que en teoría representa más del 50% de la población ya detectada, lo que quiere decir que se estima que un 6% de la población mexicana tiene prediabetes.

La Asociación Latinoamericana edito en el 2010 el primer consenso sobre prediabetes y en el 2017 publico la segunda edición del mismo. En la cual establece los criterios diagnósticos y las pautas de tratamiento. sin embargo, este rubro sigue sin tener una atención suficiente para poder contribuir significativamente a la disminución de la diabetes en México

La consulta médica enfocada a la detección de personas con factores de riesgo para el desarrollo de diabetes o con personas con prediabetes no es tampoco un tema que este siendo implementado con efectividad en las instituciones de salud y en la práctica privada de la medicina.

Otro punto importante en la prevención primaria es que los contenidos curriculares de las licenciaturas de Medicina y de otras áreas de la salud no contemplan la prevención primaria dirigida a la diabetes como un tema prioritario, por lo que los jóvenes médicos egresan sin tener una capacitación que les haga consientes de la importancia de la misma.

PROGRAMA DE LA FUNDACIÓN EDUSANU PARA NIÑOS Y ADOLESCENTES

Consideramos prioritaria la difusión e implementación del Programa de la Fundación EDUSANU (Educación en Salud y Nutrición) el cual ha demostrado con gran significancia su beneficio sobre el estado de salud de los niños y adolescentes que se han integrado al programa, así como la disminución de obesidad y de otros factores de riesgo que contribuyen importantemente al desarrollo de la diabetes.

El programa tiene una trayectoria de varios años, y está sustentando en los ideales de un gran personaje en la historia de la educación y del deporte. El Barón Pierre de Coubertin quien hace más de 100 años decía que la educación debería de incluir la práctica deportiva a la par de la académica. El idealismo de Pierre de Coubertin es reconocido en todo el mundo y gran parte del pensamiento olímpico está sustentado en sus ideales, el reconocimiento de la importancia de los valores en la educación es solo una parte de los muchos conceptos que se establecen.

La formación del comité olímpico internacional Pierre de coubertin que tiene como principal objetivo difundir los ideales Pierre de Coubertin y del pensamiento olímpico han tenido y están teniendo una gran trascendencia en la evolución del deporte y de los Juegos Olímpicos.

La creación de la Red Internacional de Escuelas Coubertin y la del Instituto Coubertin de México reconocido como la primera escuela de la red internacional de escuelas Coubertin de todo el continente americano fue el primer paso para la formación de la fundación EDUSANU.

Investigadores, docentes y especialistas en áreas de la educación y del deporte, agregaron al Modelo Educativo Coubertin en México los aspectos de salud y nutrición considerando la gran problemática que nuestro país tiene en las enfermedades crónico degenerativas como la obesidad, la diabetes y las enfermedades cardiovasculares

Este modelo educativo se sustentó en gran parte en la edición de 6 libros de texto para la educación primaria, los cuales fueron avalados en su primera edición por el Comité Internacional Pierre de Coubertin (CIPC), la Asociación Latinoamericana de Diabetes (ALAD), la Sociedad Mexicana de Nutrición y Endocrinología (SMNE), la Unidad Normativa de Investigación de la Calidad Académica (UNICA) y el Instituto Pierre de Coubertin de México (IPCM), y en su segunda edición también por la Academia Olímpica Mexicana (AOM).

Los textos fueron presentados ante autoridades educativas en un inicio, pero no fueron tomados en cuenta, durante su desarrollo se presentaron también ante autoridades gubernamentales, pero tampoco fueron tomados en cuenta. Tal vez porque en el ámbito político se buscan resultados inmediatos y no aquellos que tienen la intención de incidir positivamente en el mediano y en el largo plazo.

Es para nosotros de gran importancia que el conocimiento del programa de la fundación EDUSANU llegue a las personas claves que puedan favorecer su implementación en el mayor número posible de centros escolares de nuestro país y de otros países.

El programa ha sido elaborado buscando que sea factible su implementación en los centros escolares sean de carácter público o privado.

La transversalidad de las materias con los contenidos de los textos permite que no se requieran de horas adicionales en la currículo escolar, la forma de presentación clara y sencilla y adecuada a la edad de los educandos en cada uno de los textos, con inclusión de las evaluaciones permiten que la materia sea impartida por el mismo profesor de grupo sin que este requiera de una capacitación adicional más que la lectura de los mismos libros. Por lo tanto, los centros escolares no requieren la contratación de profesores adicionales para la implementación del programa

La asesoría personalizada para cada uno de los centros escolares por parte de la fundación EDUSANU, el enriquecimiento con elementos adicionales a los libros de texto como son presentaciones, libros, videos, etc., permite a cada centro escolar establecer sus propias metas de acuerdo a sus posibilidades y características.

La inscripción al programa tiene un costo representativo de 5 pesos mexicanos por alumno por un año, lo que da derecho a recibir todos los elementos necesarios incluyendo los libros de texto en formato digital. Así como una asesoría permanente a través de la página web de la fundación EDUSANU y el acceso a materiales adicionales (libros, cuentos, presentaciones en PPT y en PDF, guías, artículos relacionados y muchos elementos más durante todo el ciclo escolar.)

El costo de inscripción puede ser disminuido a 1 peso mexicano por alumno e incluso condonado a petición de centros escolares de carácter público.

Posterior a su inscripción, el centro escolar recibe una constancia como miembro de la Red Internacional *de Escuelas EDUSANU.*

También recibe la guía de implementación del programa, las presentaciones para el personal de la escuela y para los padres y tutores de los alumnos. Que se recomiendan al inicio del ciclo escolar para lograr la proyección del programa y por ende su beneficio al personal de la institución educativa y a los padres y tutores de los alumnos.

La facilidad del implementar el programa es un gran atractivo, que no limita en ninguna manera los grandes beneficios que pueden obtener los alumnos en su salud y por lo tanto en su mejor desempeño académico y deportivo y la evitación de enfermedades hacia su edad adulta. Así como el beneficio inmediato sobre el exceso de peso que en la actualidad a afecta a la tercera parte de los niños y adolescentes de México.

La traducción al inglés de la segunda edición de los libros de texto que fue realizada con el objetivo principal de implementar el programa de la fundación EDUSANU en países de habla inglesa, en nuestro país nos da la oportunidad de que también puedan utilizarlos los docentes de las clases de inglés.

SÍNTESIS DEL PROTOCOLO DE IMPLEMENTACIÓN DEL PROGRAMA EDUSANU

La escuela se inscribe al programa.

Recibe una guía de implementación y la normatividad del programa con otras guías y presentaciones. Al inicio del ciclo escolar la escuela presenta el programa a todo el personal de la institución y posteriormente a los padres de familia (la presentación puede ser al mismo tiempo para personal y tutores, y puede ser en forma presencial o digital o bien una combinación de ambas). Se recomienda enviar el resumen del programa por email a a todos ellos; las presentaciones y el resumen son proporcionadas al centro escolar por la fundación EDUSANU).

Al inicio del ciclo escolar se toma peso, talla, medida de cintura y cadera. Y se aplica el cuestionario de hábitos de alimentación y de estilo de vida a los alumnos; las técnicas de medición y los cuestionarios son proporcionados por la fundación EDUSANU a los centros escolares.

Se inicia el programa que está integrado por un total de 40 clases de 50 minutos en educación primaria por lo que se sugiere que la periodicidad sea de una clase por semana; la clase es impartida por el profesor de grupo.

En el caso de educación secundaria y de bachillerato o preparatoria el programa está integrado por un total de 20 clases de 50 minutos. Sugiriéndose que sean impartidas por los profesores de materias relacionadas con la salud y con el deporte.

Al final del ciclo escolar se vuelven a tomar las mediciones y se aplica el mismo cuestionario de hábitos de alimentación y estilo de vida.

Los resultados de las mediciones y los cuestionarios son enviados a la fundación EDUSANU en el término de un mes posterior a su aplicación.

Los centros escolares que envían su información completa al término del ciclo escolar, reciben una constancia de "Escuela de Calidad en Educación y Nutrición de la Fundación EDUSANU".

DETECCIÓN E INTERVENCIONES EN PERSONAS CON PRE-PRE-DIABETES

El término de Pre-pre-diabetes aún no es conocido en nuestro país como tal, sin embargo, desde hace décadas se han establecido los factores de riesgo para el desarrollo de diabetes y se han implementado algunos programas para su identificación y manejo, que no han tenido la trascendencia esperada.

En los congresos mundiales de prevención de diabetes y sus complicaciones se presentó por primera vez este término en el año 2010, en Dresden Alemania, que identificaba a las personas que tenían 3 o más factores de riesgo para diabetes pero que sus valores de glucosa a en ayunas y postprandiales eran normales.

Esto las diferenciaba de las personas con prediabetes definidas como aquellas con glucosa en ayunas de 101 a 125 mg/dl y/o con glucosas postprandiales entre 140 y 199 mg/dl.

Cabe aquí recordar que el diagnóstico de diabetes se establece en personas con glucosa en ayunas de 126 o más y postprandiales de 200 o más en periodos postprandiales.

La importancia del reconocimiento de las personas con Pre-prediabetes radica en que es en ellos en quienes se deben priorizar las acciones preventivas para evitar su progresión hacia la prediabetes y la diabetes tipo 2.

Los factores de riesgo para el desarrollo de diabetes son:

No modificables:
Antecedentes familiares de diabetes.
Antecedentes de diabetes gestacional.
Síndrome de ovarios poliquísticos
Hipotiroidismo (en propuesta)
Edad.
Raza/etnia.

Modificables
Obesidad y sobrepeso
Alimentación alta en azúcares
Sedentarismo (actividad física nula o mínima)
Dislipidemias
Hipertensión
Deficiencia de Vitamina D (en propuesta)
Uso de medicamentos hiperglucemiantes.

Dar a conocer a la población los factores de riesgo y concientizarlos sobre la importancia de ello, permitiría una mayor participación de los mismos.

Si en los centros de trabajo se realizara el cuestionario de identificación de factores de riesgo y en base a ello se realizarán acciones hacia los detectados con tres o más factores de riesgo, se podría evitar en muchos de ellos el desarrollo de la diabetes.

Si a los trabajadores detectados se les da un plan de alimentación y se le integra a un programa de actividad física.

Si el centro de trabajo tiene la capacidad de poner un pequeño gimnasio y el trabajador puede acudir a él sin realizar ningún pago, ya sea antes de su jornada laboral o al término de la misma por lo menos 3 días a la semana. (considerando las recomendaciones de actividad física de la OMS), la empresa promovería un mejor estado de salud en sus empleados, lo que se traduciría con el tiempo en menos pacientes con diabetes disminución de incapacidades laborales y de atención médica., además de una mayor productividad de los trabajadores considerando su mejor estado de salud, y por lo tanto un beneficio hacia el centro laboral.

Invitamos pues a quienes tienen o son responsables de algún centro laboral, que vea la posibilidad de implementar estas acciones y contribuirían en importante medida en la lucha contra la diabetes, y al mismo tiempo beneficiaran a sus trabajadores y a su centro laboral.

Detección e intervenciones en personas con prediabetes.

Se calcula que aproximadamente 318 millones de personas en todo el mundo, es decir, 6.7% de los adultos tienen prediabetes. La gran mayoría (69.2%) de estas personas vive en países de bajos y medianos ingresos.

La prediabetes tiende a ser mayor en mujeres la mitad de los adultos con prediabetes son menores de 50 años, lo que equivale a 159 millones de personas. El 28.9% de adultos con prediabetes son personas jóvenes de entre 20 y 39 años.

Cada año, aproximadamente 5-10% de las personas con prediabetes desarrollan diabetes. Se calcula que 70% de las personas con prediabetes progresarán a diabetes

http://fmdiabetes.org/pre-diabetes-numeros/

Si bien el ideal es realizar Curva de Tolerancia a la Glucosa Oral (CTGO) para establecer el diagnostico de prediabetes, y se recomienda realizarlo a las personas con tres o más factores de riesgo, estamos conscientes de que las implicaciones de esto y la erogación económica que se requiere puede no ser factible en la mayoría de los casos.

Sim embargo la medición de glucosa capilar postprandial puede ser un elemento que nos permita diagnosticar en forma temprana y económica a las personas con pre diabetes. Actualmente en forma habitual la medición de glucosa en evaluaciones de laboratorio y en campañas de detección se realizan en personas en ayunas. Con la desventaja de que muchos de estos pacientes pueden estar teniendo glucosas postprandiales elevadas y no se les detecta.

Sabemos que en las primeras fases de la prediabetes las elevaciones de la glucosa se presentan principalmente después de comidas altas en carbohidratos.

Así pues, el realizar mediciones de glucosa (la recomendación ideal sería cada tres meses), dos horas después de haber desayunado o comido nos permite identificar que si tienen un valor de glucosa de 140 a 199 muy probablemente cursan con prediabetes, y si tiene un valor de 200 o más la diabetes es el diagnostico más probable.,

Recordemos que la glucosa en ayunas habitualmente se eleva en fases más avanzadas de la prediabetes. Si bien esto no es una regla, ya que hay múltiples formas de evolución y presentación de la prediabetes. Pero lo más habitual es que se presenten primero las elevaciones glucémicas postprandiales y después las elevaciones de la glucosa en ayunas. Lo cual conocemos desde hace muchas décadas como Intolerancia postprandial a la glucosa y como intolerancia a la glucosa en ayunas respectivamente.

El tratamiento de la prediabetes se recomienda establecerlo en todos los pacientes detectados tomando como base el consenso publicado por la, Asociación Latinoamericana de Diabetes.

Inclusión de prevención de diabetes en currículo de licenciaturas de áreas de la salud.

Si bien los programas actuales de la licenciatura en medicina y de enfermería incluyen la medicina preventiva en su currículo, el tema es abordado en forma general y no se incluye específicamente la prevención de la diabetes, lo cual tampoco sucede en licenciaturas de otras áreas de la salud como nutrición, odontología y otras más.

La inclusión de la materia de prevención de diabetes, obesidad y enfermedades cardiovasculares, debería ser necesaria considerando que estos tres padecimientos constituyen en su conjunto la principal causa de enfermedad, incapacidad, hospitalizaciones y muerte en nuestro país y en la mayoría de los países de todo el mundo.

En conclusión, podemos señalar los siguientes puntos.

Continuar trabajando y fortaleciendo los programas nacionales s y locales contra la diabetes.

Promover la implementación del programa de la Fundación EDUSANU en escuelas de educación básica e intermedia.

Implementar programas de detección de personas con 3 o más factores de riesgo para el desarrollo de diabetes que aun presentan valores normales de glucosa en ayunas y postprandiales (Pre-pre-diabetes) y establecer acciones preventivas en ellos.

Implementar programas de detección de prediabetes y establecer acciones preventivas en ellos.

Incluir la materia de prevención de obesidad, diabetes y enfermedades cardiovasculares en el currículo de las licenciaturas de medicina, enfermería, nutrición y de otras del área de la salud.

PREVENCIÓN SECUNDARIA DE LA DIABETES.

La prevención secundaria es que la que se establece en el paciente que ya es portador de una enfermedad con el objetivo de lograr el mejor control de la misma y evitar o retardar el desarrollo de las complicaciones.

Aquí vale la pena recordar las frases de P. Elliot Jospin.

La educación no es parte del tratamiento de las diabetes. Es el tratamiento.

La persona con diabetes que más sabe es la que más vive.

BIBLIOGRAFÍA:

(1)   https://idf.org/who-we-are/about-idf/history.html (revisado el 6 de septiembre del 2021)

(2)   Actas oficiales de la OMS n° 82. Actividades de la OMS en 1957. Pág. 38. https://apps.who.int/iris/bitstream/handle/10665/94617/Official_record82_spa.pdf?sequence=1&isAllowed=y

(3)   42 Asamblea Mundial de Ia Salud, mayo de 1989 Resolución WHA42.36 sobre prevención y lucha contra Ia diabetes mellitus. 42a ASAMBLEA MUNDIAL DELASALUD - WHO | World ...

(4)   The Saint Vincent Declaration on diabetes care and research in Europe. Acta Diabetologia.10 (Suppl) 143-144. 1989

(5)   Prevención de Ia diabetes mellitus: informe de un grupo de estudio de Ia OMS. Serie de informes técnicos; 844. 1992: Ginebra, Suiza. https://apps.who.int/iris/bitstream/handle/10665/41935/9243208446_es.pdf?sequence=1

(6)   Guidelines for the development of a national programme for diabetes mellitus. Organización Mundial de la Salud. 1991. https://apps.who.int/iris/bitstream/handle/10665/36

(7)   19: Secretaría de Salud. Acuerdo Nacional para la Salud Alimentaria. Estrategia contra el sobrepeso y la obesidad. Enero, 2010

(8)   Estrategia Nacional para la prevención y el control del sobrepeso, la obesidad y la diabetes. Secretaria de Salud de México. Primera edición. Septiembre 2013. http://www.cenaprece.salud.gob.mx/descargas/pdf/EstrategiaNacionalSobrepeso.pdf

(9)   Consenso de prediabetes. Documento de posición de la Asociación Latinoamericana de Diabetes (ALAD). Revista ALAD. 207-7;184-202

(10)   Martínez Mario E., Sánchez Lilia L., Mesa José A., Ramos, Samuel, García Raíza y Col. Edusanu Latin America Program Decrease Childhood obesity in Mexico and the Dominican Republic to prevent Diabetes in Latinamerican Countries". World Congres son Prevention of Diabetes & its Complications. Edinburgh, Scotland. July 2018.

LA EDUCACIÓN DEL PACIENTE CON DIABETES

2. LA EDUCACIÓN DEL PACIENTE CON DIABETES

2.1 La importancia de la educación en el paciente con diabetes

La importancia de la educación en el paciente con diabetes para el mejor control de la enfermedad, ha sido motivo de trabajos de investigación de miles de expertos en el área, en todo el mundo, los programas de educación en diabetes, son incontables, los cursos, talleres y campamentos para personas con diabetes han sido parte de los grandes esfuerzos que se han realizado por llevar al paciente a un mejor control, la edición de manuales, guías, folletos, y muchos más elementos son parte de la historia de la educación en diabetes, sin embargo la diabetes y sus complicaciones continúan su alarmante crecimiento y afectación a millones de personas de todo el mundo. Todo parece indicar que para el 2022, tendremos una cifra muy cercana a los 500 millones de personas con diabetes.

México se sitúa en los primeros lugares de prevalencia de la diabetes, con un crecimiento preponderante en la educación joven, los casos de diabetes tipo 2 en niños y adolescentes están teniendo un crecimiento inesperado, y en los pacientes adultos, la prevalencia de complicaciones sigue aumentando y también ubica a México con las prevalencias más altas de complicaciones como la perdida de la visión, la amputación de extremidades y la insuficiencia renal crónica.

Si la educación es un pilar para el mejor control de la diabetes y la evitación de sus complicaciones, porque entonces a pesar de todos los programas que se han implementado en México por parte de prácticamente todas las instituciones de salud, no se está logrando detener estas altas prevalencias. "De la realidad a la práctica" es una frase que debe atenderse, si bien los programas actuales cumplen una función importante en la educación, no son suficientes, ya que solo un mínimo porcentaje de pacientes son beneficiados por ello, y de que además no todos los que acuden a los cursos logan llevar su conocimiento en forma práctica a la mejoría de su control o la evitación de las complicaciones. La educación del paciente no debe ser un proceso aislado, al cual, el paciente tiene que acudir en determinados horarios y lugares, o en programas de educación en línea. Que se han incrementado por la pandemia del coronavirus.

Es meritorio el gran esfuerzo que se está realizando por los miles de actores que están interviniendo en México para llevar la educación al paciente con diabetes, sin embargo, se requiere mucho más que eso. En nuestra realidad el paciente no recibe educación en la consulta médica, ya que el tiempo de consulta se utiliza en las prioridades que el paciente manifiesta como su descontrol, glucémico, su neuropatía, sus complicaciones, etc. La primera consulta es determinante para lograr la motivación del paciente. Despertar su interés y llevar a una educación formalizada para obtener una efectividad educativa para el menor control de su diabetes.

Un ejemplo, es lo que hacemos en CLIDNE (Clínica de Diabetes Nutrición y Endocrinología A.C.), cuando se presenta el paciente, le decimos que en nuestra consulta además de revisarlo, escucharlo y darle una receta, vamos a trabajar varios aspectos con él y le solicitamos mucho esfuerzo de su parte y que todo eso va a ser en beneficio del y de su familia. Es importante desde el primer momento dar al paciente la responsabilidad que tiene para el control de su enfermedad, por lo que se le presenta en formato digital el manual de diabetes "Solo para Personas Dulces", y les señalamos la imperiosa necesidad de que lo lea bien en conjunto con sus familiares. Además, le iniciamos su monitoreo glucémico el cual obligatoriamente debe presentar en cada consulta, siendo la periodicidad del monitoreo de acuerdo a las características de su enfermedad, así tenemos pacientes que se checan su glucosa capilar una vez a la semana y otros que se les indica el monitoreo diario dependiendo esto, principalmente, de su grado de control.

En general cuando preguntamos al paciente si conoce los valores normales de glucosa en ayunas y después de los alimentos, la mayoría los desconoce. Si preguntamos cuántos libros ha leído sobre diabetes en los 15 o 20 años, la mayoría contesta que ninguno, aunque tenga los mismos años con la enfermedad, el paciente lleva una parte pasiva en su tratamiento, está habituado a recibir una receta y a seguir unas indicaciones, no se le educa para identificar causales de descontrol ni mucho menos para tomar decisiones.

La poca información con que cuenta un paciente, la negación ante su enfermedad y el poco compromiso para controlarla, nos lleva a la realidad de que en nuestro país menos del 10% de los pacientes tienen educación en diabetes que les permita alcanzar un excelente control de la misma. Una limitante de los manuales, guías, cursos o talleres para personas con diabetes es que en la mayoría de los casos no están personalizados, ni adecuados al paciente, así por ejemplo informarle sobre pie diabético a una persona de reciente diagnostico que acude con neuropatía, no es lo que despertara su interés en primera instancia. Pero es la oportunidad para explicarle el porqué de la neuropatía.

Por otro lado, el aspecto emocional es determinante para lograr la motivación del paciente. La mayor parte de ellos llegan con depresión, angustia, enojo y desesperación, y demuestran con su rostro lo que sienten, piensan que morirán o tendrán una discapacidad permanente a causa de esta "terrible enfermedad". Le toca el médico inducirlo a quitarse la pesada carga de la diabetes de sus hombros, ya que en realidad la diabetes es su aliada para mejorar su estado de salud. Hay estudios que han demostrado que los pacientes con diabetes pueden llegar a vivir más y mejor que una persona sin esta enfermedad.

La obesidad identificada como el principal factor de riesgo para el desarrollo de la diabetes la podemos encontrar en más del 70%

de los pacientes. Si estos pacientes inician un tratamiento efectivo, con una alimentación saludable y la práctica regular de ejercicio, disminuirán de peso y se facilitara su manejo emocional. Vivirán más y mejor que si no les hubiera dado diabetes, ya que, sin ella, seguirían con malos hábitos que les aumentarían las probabilidades de tener hipertensión, dislipidemias, infartos al corazón, cáncer y problemas cardiovasculares. Actualmente, principal causa de muerte en México.

Visto desde esta perspectiva, es importante explicarle al paciente que su vida ha cambiado por la diabetes, para bien, con una vida saludable. Cuando logramos convencer al paciente de la importancia de llevar un buen control, tendremos el primer y más importante paso para llevarle a un excelente control de su diabetes.

¿Cómo debemos proporcionar la información a nuestros pacientes?

Debemos hacerlo de forma clara, sencilla, concreta y motivadora, dejando abierta la posibilidad de que, si el paciente quiere saber más, tengamos las lecturas o elementos para darle información adicional. La confianza y la empatía con el paciente son fundamentales., el trato amable y optimista debe ser para de la consulta y es en parte, por ello que en la guía que, para pacientes, presentamos en este libro, usamos el término de "personas dulces" para todos ellos.

Pongamos pues cada uno de nosotros como médicos en la atención de nuestros pacientes, un pequeño grano de arena en la inmensa playa de educación en diabetes que tanta falta hace a quienes viven con ella.

El abordaje de la educación es complejo por la dificultad de lograr el interés del paciente hacia su diabetes, a pesar de que se han establecido múltiples programas de apoyo que incluyen talleres, platica, formación de clubs de personas con diabetes, y muchos más, el impacto y trascendencia de todos ellos no han logrado detener el incremento de las complicaciones de la diabetes consecuencia del mal control de la misma.

Difícilmente podemos en la consulta médica, dar la educación necesaria a los pacientes, ya que apresuradamente abordamos las necesidades inmediatas del paciente, que acude por descontrol o por presencia de complicaciones., México ocupa los primeros lugares en presentación de complicaciones en personas con diabetes y en el grado de descontrol de la misma.

Es por ello que, en la clínica de diabetes, manejamos una guía para los pacientes, de la cual seleccionamos el tema de interés o de necesidad para el paciente en forma particularizada. La era digital nos permite ahora realizar estas actividades con un mínimo de inversión ya que no es necesario en la mayoría de los casos la impresión de estas guías y solo proporcionamos al paciente en formato digital, enviándoselo a su email o al de alguno de sus familiares el capítulo o el tema que nos interesa que el paciente conozca.

Así de esta manera, en la consulta detectamos al paciente con descontrol glucémico, es importante darle la información sobre los grados de descontrol glucémico y las complicaciones que sobre su salud pueden tener cada uno de ellos.

Si el paciente no está realizándose sus monitoreos en forma adecuada o solamente se los realiza en ayunas, le proporcionamos la guía de monitoreo para pacientes con diabetes, donde se le enseña particularizar los tiempos y la periodicidad de sus monitoreos y a identificar las causas de sus altas o bajas de azúcar. Si el paciente cursa con hipertensión, así también le proporcionamos el tema sobre hipertensión y diabetes.

En la consulta el proporcionar a los pacientes este material nos lleva solo un minuto de la consulta y podemos trabajar paulatinamente todos los aspectos que sean necesarios para cada paciente en particular.

Lograr la motivación del paciente y que este asuma su responsabilidad en el manejo de su diabetes en forma activa y positiva es el principal reto en la consulta. Pero cuando lo logramos el camino hacia el mejor control de la diabetes es el inapreciable beneficio que dejamos en ellos y en sus familiares.

En la segunda parte de este libro presentamos las guías que se utilizan en la clínica de diabetes, nutrición y endocrinología, con la certeza de que pueden ser un invaluable apoyo en el manejo de los pacientes con diabetes tipo 2

SEGUNDA PARTE

CAPÍTULO IV

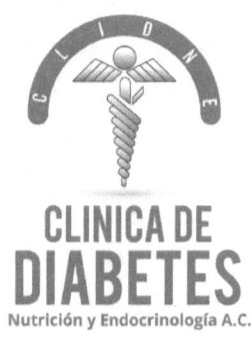

CLINICA DE DIABETES
Nutrición y Endocrinología A.C.

GUÍAS PARA LAS PERSONAS CON DIABETES

Estas guías han sido elaboradas para mejorar la vida de sus pacientes en muchos aspectos, beneficiando también a sus familiares, ya que aprenderán junto con ellos a llevar una sana alimentación y un buen estilo de vida que puede evitarles a todos ellos el desarrollo de la diabetes.

Antes, cuando a una persona le decían que tenía diabetes era considerada una terrible noticia y la persona se deprimía, pues sabía que con el tiempo podría perder la vista, que le cortarían las piernas, se le dañarían los riñones y tendrían que hacerle diálisis o empezaría con la temible neuropatía con ardores, piquetes y calambres que le impedirían dormir todas las noches; además tendría que estar a dieta toda su vida y ya no podría comer lo que le gusta. En fin, cuando le decían que tenía diabetes, era decirle que era presa de una terrible enfermedad que acabaría con su vida lenta e inexorablemente.

Afortunadamente todo esto ha cambiado, los nuevos conocimientos de la diabetes, permiten a las personas que empiezan con ella, saber que si llevan un buen control nunca tendrán ninguna complicación en los ojos, los riñones, las piernas o en cualquier otra parte de su cuerpo. Ya no deben utilizarse las "dietas para diabéticos"; ahora lo que se establece es un plan de sana alimentación para el paciente y su familia de acuerdo a sus gustos y costumbres.

Las siguientes guías ofrecen al paciente los elementos para lograr un mejor control de la diabetes a través de sencillas indicaciones y sugerencias, sin importar el tipo y grado de diabetes, ya sea que tenga o no complicaciones como: problemas del corazón, de la presión, del colesterol, de la circulación o la existencia de otras enfermedades; de cualquier manera, esta guía le ayudara a mejorar. También conocerá las complicaciones, el cómo evitarlas o podrá identificar si ya tiene alguna, así como su correcto manejo. Pero principalmente, aprenderá a manejar la diabetes para tener siempre un excelente control.

¡Lo que muchos no saben de la diabetes ¡

1. *Antes de la diabetes, las personas pasan por una etapa llamada Prediabetes.*
2. *Hay estudios que permiten identificar a las personas con prediabetes.*
3. *Ya existen tratamientos para la prediabetes y para evitar la diabetes.*
4. *Ya no deben usarse las "dietas para diabéticos", lo que debe establecerse es un plan de sana alimentación para el paciente y su familia.*
5. *El checarse el azúcar solo en ayunas no es adecuado, los chequeos deben ser en diferentes horas del día para identificar el grado de control de la diabetes y la variabilidad glucémica.*
6. *El tratamiento de la diabetes debe ser particularizado, ya que cada paciente es diferente.*

7. *Las personas con diabetes pueden vivir tanto y tan bien, como una persona sin diabetes.*
8. *Los nuevos medicamentos para la diabetes pueden mejorar el funcionamiento del páncreas.*
9. *Existen consensos internacionales para el tratamiento y control de la diabetes, que deberían conocer los médicos y pacientes de todo el mundo.*

CAPÍTULO V

LA PREDIABETES Y LA DIABETES, CAUSAS Y EVOLUCIÓN

¿Qué es una Persona Dulce?

Las personas que tienen más azúcar en la sangre de lo normal son más dulces y por eso les llamamos "Personas Dulces" Probablemente usted pensaba que quienes tienen azúcar en la sangre son las personas con diabetes, pero la verdad es que todas las personas tenemos azúcar en la sangre. Así es, nuestra sangre contiene un azúcar (llamado glucosa), que normalmente se encuentra en una cantidad de entre 70 a 100 miligramos por decilitro en ayunas y de 80 a 140 después de los alimentos.

LO NORMAL DE AZÚCAR EN SANGRE ES DE:
70 a 100 en ayunas y de 80 a 140 después de comer

¿Para qué sirve el azúcar en nuestra sangre? La principal función del azúcar en nuestra sangre es proporcionarnos energía. Todas las células de nuestro cuerpo necesitan de energía para funcionar: nuestro corazón, riñones, cerebro, pulmones y todos nuestros órganos están formados por células, que requieren de energía, la cual obtienen principalmente de los azúcares.

74

Si por alguna razón el azúcar no puede entrar a las células para darles energía, esto hace que aumenten las concentraciones de azúcar en la sangre, la cual se pone más dulce y más espesa, convirtiéndola en una persona más dulce que las demás, por eso decimos que una persona dulce es aquella que tiene en la sangre, más de 100 mg/dl de azúcar en ayunas o más de 140 después de los alimentos. Hay dos tipos de personas dulces que son:

Con Prediabetes: Cuando el azúcar en ayunas es de 101 a 125, y/o el azúcar después de los alimentos es de 141 a 199.

Con Diabetes: Cuando el azúcar es de 126 o más en ayunas y/o de 200 o más después de los alimentos.

Antes a la prediabetes se le conocía como intolerancia la glucosa en ayunas e intolerancia postprandial a la glucosa, no existía un tratamiento bien definido, y únicamente se daban recomendaciones generales al paciente y se le decía que tenía un alto riesgo de desarrollar diabetes. Prácticamente era como decirle "regrese cuando ya tenga diabetes".

Afortunadamente los conceptos han cambiado y ahora cuando a una persona se le detecta prediabetes hay un tratamiento para ello, y a través de este se puede evitar que la persona desarrolle diabetes. Así pues, si usted tiene prediabetes debe acudir con su médico para iniciar su tratamiento inmediatamente.

Cuando una persona empieza con diabetes, si se le establece un tratamiento adecuado no solo no le perjudicara la enfermedad, sino que incluso le beneficiara, ya que el tratamiento actual de la diabetes se basa en llevar una alimentación y un estilo de vida saludables y de proyectar esto hacia la familia, con lo que mejorara la salud de todos.

Así pues, no olvide que:

Cuando una persona tiene prediabetes hay un tratamiento para quitársela y de esa manera evitar que le de diabetes

Una persona con diabetes, puede tener una vida normal y evitar las complicaciones de la diabetes a través de llevar un buen control.

1. LOS DIFERENTES TIPOS DE DIABETES

Como mencionamos antes, una persona dulce es aquella que no puede introducir eficientemente el azúcar en sus células, lo que hace que aumenten las concentraciones de azúcar en su sangre. Pero, ¿Cuál es la razón de que no pueda pasar eficientemente el azúcar a sus células? Usted debe saber que para que el azúcar pueda entrar a las células y darles energía, necesita de una sustancia conocida como insulina, la cual se produce en unas células, llamadas células beta que se localizan en nuestro páncreas. Si el azúcar no pasa al interior de las células, aumenta en la sangre y la persona se vuelve dulce, o sea con prediabetes o con diabetes. Hay diferentes causas de que esto suceda, por eso se identifican cuatro diferentes tipos de diabetes que son:

A. Diabetes Tipo 1
B. Diabetes Tipo 2
C. Diabetes Gestacional
D. Otros tipos específicos de diabetes

La diabetes tipo 1, es causada por que el sistema inmunológico de la persona desconoce las células beta de su páncreas como propias y las empieza a destruir, causando una baja o nula producción de insulina, por lo que en estos casos el tratamiento debe ser con insulina, La diabetes tipo 1, se presenta generalmente en la infancia o en la adolescencia, aunque puede llegar a presentarse en la edad adulta.

La diabetes tipo 2, es causada por un exceso de producción de insulina, pero de mala calidad, lo que condiciona resistencia a su acción en los tejidos periféricos, por lo que, aunque hay mucha insulina esta no actúa eficientemente, por ello en estos casos el tratamiento va enfocado a mejorar la calidad de la insulina que produce el organismo y a disminuir el exceso de su producción. Esta es la forma más frecuente de diabetes (más del 90%) y generalmente se presenta en la edad adulta, aunque se ha incrementado su presentación en adolescente e incluso en niños.

La diabetes gestacional es la que se presenta en las mujeres durante el embarazo y que desaparece al terminar el embarazo, el tratamiento se establece con plan de alimentación y actividad física y de ser necesario con el uso de insulina. En este tipo de diabetes están prohibidos los medicamentos orales (pastillas). Si la diabetes persiste después del embarazo, entonces decimos que la paciente tiene una diabetes ya sea de tipo 1 o de tipo 2 de inicio en el embarazo. Si desaparece después del embarazo, debe continuarse un tratamiento preventivo, ya que el antecedente de diabetes gestacional se considera un factor de riesgo para el desarrollo de diabetes tipo 2.

Los otros tipos específicos de diabetes, se refieren a enfermedades causadas específicamente por alteraciones genéticas, enfermedades del páncreas, enfermedades endocrinas, sustancias químicas, medicamentos, infecciones y formas poco comunes mediadas por procesos inmunes. En estos casos el tratamiento debe ser establecido por un médico especialista.

2. ¿CÓMO SE DESARROLLA LA DIABETES EN NUESTRO CUERPO?

2.1 Causas y evolución de la diabetes

El páncreas tiene una función exocrina y una función endocrina, la porción exocrina se encarga de producir enzimas que son vertidas al intestino delgado y que se encargan de partir las sustancias nutritivas para que están puedan ser absorbidas en el intestino y posteriormente utilizadas por nuestro organismo. Estas enzimas son la lipasa y amilasa. La porción endocrina está constituida por células que producen sustancias que permiten que las sustancias nutritivas que han pasado al torrente sanguíneo sean utilizadas por nuestras células para sus diferentes funciones. Una de estas sustancias es la insulina, que se produce en las células Beta y la otra es el glucagón que se produce en las células Alfa.

La producción normal de insulina es de 0.7 a 0.9 unidades por kilo de peso, por lo que una persona de 60 kg. requiere producir aproximadamente de 42 a 54 unidades de insulina. Las células beta vienen genéticamente determinadas para producir esta cantidad de insulina y posee una capacidad funcional adicional de casi un 100% o sea que podrían llegar a producir de ser necesario de 1.4 a 1.8 unidades por kg. de peso.

El factor hereditario de la diabetes parece basarse principalmente en una disminución de esta capacidad funcional adicional, lo que explica que algunas personas a pesar de tener obesidad y llevar malos hábitos de alimentación, no desarrollen diabetes, por el contrario aquellas que traen la predisposición genética al forzar a sus células betas con malos hábitos de alimentación y estilo de vida, llegan a desarrollar diabetes por la destrucción de sus células beta que se esfuerzan al máximo tratando de liberar una mayor cantidad de insulina que se requiere en esta persona. Las personas dulces pueden tener en forma hereditaria un páncreas que tiene cierta dificultad para producir la insulina en cantidad adecuada y/o de buena calidad.

Anteriormente se consideraba que el factor hereditario era el más importante y determinante para la presentación de la diabetes, sin embargo, se ha observado que actualmente se está incrementando el número de pacientes que desarrollan diabetes a pesar de no tener ningún familiar que la padezca.

Esto puede explicarse en base a la modificación de los hábitos de alimentación que se ha presentado en casi todas las poblaciones del mundo y a la disminución de la actividad física por las comodidades que la vida moderna nos brinda. Estas son las principales razones de que el número de personas con diabetes se esté incrementando alarmantemente en todo el mundo a pesar de todos los programas preventivos que se han instituido para evitarlo.

¿Qué está sucediendo dentro del cuerpo?

Pongamos el ejemplo de una persona de 60 kg, cuyas células están genéticamente determinadas para producir aproximadamente

54 unidades de insulina al día, si esta persona empieza a aumentar de peso, y sube a 80 kg, ello condiciona que sus células tengan que producir una mayor cantidad de insulina, y empieza a presentarse un forzamiento de estas células Beta, la principal causa del incremento de peso es una alimentación con más energéticos de lo necesario principalmente azúcares y grasas.

Las personas dulces surgen principalmente porque no tienen buenos hábitos de alimentación, actividad física y en general, un buen estilo de vida

Así pues, cuando una persona consume muchos carbohidratos, el páncreas tiene que producir una mayor cantidad de insulina de la que normalmente debería producir, si esto se prolonga por meses o por años, el páncreas se empieza a lesionar por el exceso de trabajo, si además de ello la persona sube de peso, como hay más células, el páncreas tiene que producir aún más insulina y se lesiona más. Si una persona además de consumir muchos carbohidratos y tener sobrepeso, no realiza actividades físicas, el páncreas tiene que producir más insulina y se lesiona aún más.

Este exceso de trabajo para el páncreas hace que la insulina que produce empiece a ser de mala calidad, (menos eficiente) y entonces tiene que producir aún más insulina para lograr introducir la glucosa a las células. Hasta que un día no puede producir la suficiente cantidad y el azúcar se empieza a acumular en la sangre, en los primeros años esto no es notorio y lo primero que sucede es que cuando una persona come, al entrar a la sangre una alta cantidad de azúcares el páncreas no puede procesarlas y el paciente empieza a tener elevaciones de su azúcar en la sangre después de los alimentos.

Los valores normales del azúcar en la sangre son de 80 a 140 después de los alimentos. La primera alteración que aparece en el paciente es que empieza a tener valores de 141 a 199 de azúcar después de los alimentos. En ese momento la persona ya tiene lo que conocemos como **Prediabetes en su primera fase,** lamentablemente la mayoría de las personas no se dan cuenta de ello porque no acostumbran checarse el azúcar después de los alimentos.

Si no cambian los malos hábitos de alimentación y de actividad física, llega un momento en que el azúcar se empieza a elevar también en ayunas, el tiempo que pasa entre la prediabetes y la diabetes puede ser desde unos meses hasta 5 o 6 años, ya que depende de las características de cada persona.

Cuando se empieza a elevar la glucosa en ayunas, primero sube a valores entre 100 y 125 aquí el paciente sigue teniendo el problema de la **prediabetes en su segunda fase** o sea con afectación a la glucosa en ayunas, en este momento, la diabetes se presentará en un periodo corto de tiempo si el paciente no inicia un tratamiento. Finalmente llega un día en que el páncreas está demasiado lesionado y no puede mantener los niveles de glucosa tampoco en ayunas y en ese momento inicia la diabetes al observarse glucosas mayores de 125 en ayunas y de 200 o más después de los alimentos.

Es importante mencionar que estos valores no son constantes pues dependen de muchos factores, esto es que, un paciente puede tener un día 180 después de comer y al otro día puede tener 90, y el mismo puede pensar que está bien. Sin embargo, debe de saber que el organismo se está defendiendo y en muchas ocasiones logra mantener los valores de glucosa en valores normales, pero en otras no, con el tiempo se van volviendo más frecuentes las veces que no puede mantener los niveles en rangos normales hasta que llega el día en que prácticamente todos los valores están por encima de lo normal.

Durante todo este tiempo la mayoría de las personas no tienen ninguna molestia, o si las tienen son muy leves y pueden pasar desapercibidas, como no entra la suficiente energía en las células, el paciente se empieza a cansar un poco más de lo habitual, le da más sueño, se le dificultan un poco más los procesos mentales de atención y memoria, se le empiezan a olvidar algunas cosas. Pero el paciente puede pensar que es porque esta estresado o por que ahora se cansa un poco más en el trabajo, y en general no les da importancia a estos cambios tan pequeños que incluso para muchos pasan completamente desapercibidos.

Cuando ya se presenta la enfermedad la mayoría de los pacientes no tienen molestias. Algunos de ellos pueden empezar a orinar mucho y a tener mucha sed, pero la mayoría sigue sin tener molestias al principio de la diabetes. Como no hay molestias y la persona no se checa su azúcar la diabetes sigue avanzando y después de algunas semanas o meses, el paciente empieza a bajar de peso y a tener los síntomas de mucha sed e ir al baño constantemente, ahí es cuando acude al médico, al realizársele los exámenes de laboratorio se le detecta la diabetes, pero es una diabetes que ya existía tiempo atrás.

Si a usted le detectaron la diabetes al realizarle algunos exámenes de rutina y no tenía ninguna molestia muy probablemente la diabetes apenas había empezado, pero si se la detectaron cuando ya se sentía mal, había bajado de peso, orinaba mucho y tenía mucha sed, quiere decir que la diabetes ya tenía tiempo de estar con usted.

2.2 La Prediabetes

Cuando ya está alta el azúcar, pero todavía no se tiene diabetes

Como señalamos anteriormente los valores normales de azúcar en la sangre son de 60 a 100 en ayunas y de 80 a 140 después de los alimentos. Cuando a una persona aparentemente sana, se le detectan valores de 101 a 125 en ayunas o de 141 a 199 después de los alimentos, podemos decir que tiene prediabetes. Recuerde que la prediabetes es una etapa entre estar sano y tener diabetes establecida y que es muy importante establecer tratamiento para evitar que se desarrolle la diabetes.

La Prediabetes tiene dos fases:

Fase 1 de la prediabetes: Es cuando el azúcar esta alta después de los alimentos, pero se mantienen normal en ayunas. Al inicio estas elevaciones se presentan únicamente después de haber consumido alimentos de alto valor calórico en exceso. Por ejemplo, la persona acudió a un servicio de buffet y comió en gran cantidad de todo. Lo ideal es no comer en exceso, pero si algún día lo hace, la recomendación es que se cheque su azúcar una y dos horas después de que empezó a comer. Los valores deben estar por debajo de 140 sin importar que haya comido o bebido.

Conforme pasan los meses, si no se corrigen los factores de riesgo, la glucosa sigue elevándose, pero ahora incluso (aun cuando no se coma en exceso), es importante recordar que esto es progresivo, por ejemplo al principio puede ser que la glucosa solo se eleve una vez al mes (cuando se come en exceso), después dos o tres veces al mes luego dos o tres veces por semana (aun cuando no se coma en exceso), hasta que llega un momento es que las elevaciones se presentan casi después de todos los alimentos.

Fase 2 de la prediabetes: Se caracteriza por el aumento de glucosa en ayunas en valores de 101 a 125. El tiempo que puede pasar entre la fase 1 y la fase 2 de la diabetes es muy variable y puede ser desde unos pocos meses hasta 5 o 6 años, en algunos casos puede presentarse la fase 2 cuando las elevaciones del azúcar después de los alimentos aun no son muy frecuentes, estas variabilidades dependen de las características de cada persona como: edad, ocupación, stress, actividad física, cambios en los hábitos de alimentación, etc.

Lo que es importante recalcar es que cuando se presenta la fase 2 de la prediabetes, generalmente en poco tiempo se presentara la diabetes que se caracteriza por valores de azúcar en ayunas de 126 o más y/o después de los alimentos de 200 o más.

Tanto en la fase 1 como en la fase 2 de la prediabetes, pueden coexistir valores altos y valores normales de azúcar en sangre, esto quiere decir, que una persona con prediabetes puede tener un día 180 de glucosa después de los alimentos, y al otro día puede tener 110 también después de los alimentos, y esto no quiere decir que se le haya quitado la prediabetes, sino que el organismo ese día por diferentes factores, logro evitar el aumento de glucosa por arriba de 140. Esto puede depender del estado emocional, de la actividad física, del tipo de alimentación y de otros factores más.

Recuerde que lo normal de glucosa en sangre es:

En ayunas de: 70 a 100
Después de los alimentos de: 80 a 140

Cuando a una persona se le detecta glucosa en ayunas mayor de 100 o glucosa después de los alimentos mayor de 140, está indicado solicitarle una "Curva de Tolerancia a la Glucosa Oral", para saber si está cursando con prediabetes.

¿Qué es la Curva de Tolerancia a la Glucosa Oral?

Este estudio consiste en checarle al paciente su glucosa en ayunas y luego se le dan a tomar 75 gr. de glucosa, posteriormente se checa la glucosa cada 30 o cada 60 minutos hasta completar dos o tres horas.

¿Cómo se interpreta el resultado?

Si los valores son:

En ayunas   70 a 100
Después de la carga de glucosa 80 a 140
                    LA PERSONA ESTA SANA

Si los valores son:

En ayunas   101 a 125
Después de la carga de glucosa 141 a 199
LA PERSONA TIENE PREDIABETES

Si los valores son:

En ayunas   126 o más
Después de la carga de glucosa 200 o más
LA PERSONA TIENE DIABETES

Factores de Riesgo para el Desarrollo de Prediabetes y/o Diabetes

La causa de la prediabetes y de la diabetes tipo 2 es multifactorial, esto quiere decir que es causada por muchos factores, a estos los conocemos como factores de riesgo. El manejo de los factores de riesgo es tan importante que se ha llegado a considerar que si se trataran adecuadamente podría evitarse la diabetes aproximadamente el 80% de los casos. Por ello se recomienda que las personas con factores de riesgo se chequen la glucosa por lo menos una o dos veces al mes después de los alimentos, principalmente cuando por alguna razón fue una alimentación con muchas calorías.

Recomendación de chequeos de glucosa en sangre:

- ✓ Personas sin factores de riesgo: cada tres meses.
- ✓ Personas con 2 o más factores de riesgo: cada mes,
- ✓ Personas con prediabetes: cada semana.
- ✓ Personas con diabetes: una o dos veces a la semana si están en buen control, una o dos veces al día si están en mal control.

Recuerde que los chequeos de azúcar son una o dos horas después de los alimentos y se realizan con glucómetro

Factores de Riesgo para el Desarrollo de Prediabetes y/o Diabetes

Vida sedentaria y malos hábitos de alimentación

Colesterol elevado
Alimentación alta en azucares y grasas
Uso de sustancias que elevan el azúcar (corticoides, anabólicos, etc.)
Sobrepeso y obesidad
Antecedentes de elevaciones del azúcar (en embarazo, cirugía u otra causa)
No realizar ejercicio en forma regular
Triglicéridos elevados

Estrés crónico
Ser de presión alta (hipertensión)

Disminución de HDL
Estados de depresión crónica
Obesidad y diabetes en familiares

Deficiencia de vitamina D
Hipotiroidismo

Mientras más factores de riesgo tiene una persona, más posibilidades tiene de desarrollar prediabetes o diabetes tipo 2.

Todas las personas sanas, con factores de riesgo, así como aquellas con prediabetes o con diabetes pueden beneficiarse al corregir sus factores de riesgo. Revisemos cómo corregirlos.

1. **Vida sedentaria y malos hábitos de alimentación:** Cuando hablamos de vida sedentaria, nos referimos a las personas que llevan un estilo de vida "pasivo", esto es que tienen un trabajo de oficina, que tratan de caminar lo menos posible, (usan coche, elevador, escaleras eléctricas, etc.), que están mucho tiempo en "reposo", viendo la televisión, usando la computadora, el celular, los videojuegos, etc. Que no realizan actividades "activas", pintar, limpiar, podar, etc.
   La solución es que todos los días debemos buscar la manera de realizar actividades "activas", como caminar al trabajo o a la escuela y subir escaleras, por ejemplo, así también debemos tratar de realizar menos actividades "pasivas" y sustituirlas por paseos en el parque, correr, bailar, jugar futbol, bádminton, voleibol, básquet, ping pong o lo que sea que requiera movilidad corporal.

   Respecto a los malos hábitos de alimentación nos referimos, al hecho de no consumir suficientes verduras, de no tomar suficiente agua natural de comer en exceso hasta quedar "llenos", de comer muy rápido, de malpasarse, etc. Para corregir esto lea el capítulo del plan de alimentación.

2. **Colesterol elevado y el LDL (Colesterol malo): Seguramente ha escuchado hablar del colesterol bueno y del colesterol malo. Aprenda todo lo referente a ellos en el capítulo de dislipidemias.**

3. **Alimentación alta en azúcares y grasas.** A pesar de ser aparentemente uno de los factores de riesgo más simples de corregir, ya que como su nombre lo indica, solamente tenemos que disminuir el consumo de azúcares y de grasas, es uno de los que más se ha incrementado en las personas y es de los que más difícilmente las personas pueden corregir. Esto debido a aspectos socio culturales y a la dificultad de modificar hábitos que se han llevado toda la vida. Conozca la manera de corregir este mal hábito en el capítulo del Plan de Alimentación.

4. **Uso de sustancias que elevan el azúcar en la sangre.** Hay sustancias que pueden elevar el azúcar en la sangre, algunas de estas son medicamentos indicados por el médico como por ejemplo los corticoides, que se usan en problemas inflamatorios, alérgicos y en muchos más, por ello es importante que usted siempre le diga al médico que tienen prediabetes o diabetes, para que el busque otro opción de medicamentos y no le dé el tratamiento con corticoides ya que su uso pudiera provocar que su prediabetes se convierta en diabetes o que su diabetes se descontrole.

Los anabólicos manejados en forma incorrecta se utilizan para incrementar la masa muscular, también pueden condicionar aumento de la glucosa en sangre y relacionarse con el desarrollo de la diabetes, estos pueden ser: hormona del crecimiento y testosterona entre otros.

Los productos que contienen altas cantidades de calorías y de aminoácidos libres, pueden condicionar elevación de la glucosa en sangre, al utilizarse en forma inadecuada o excesiva, para mejorar el rendimiento deportivo, por ello cuando se utilicen estos productos debe ser bajo la supervisión de un nutriólogo capacitado.

5. **Sobrepeso y obesidad.** El Sobrepeso es la antesala de la obesidad, la cual es una enfermedad crónica recidivante, con exceso de grasa corporal, que produce disfunciones y enfermedades físicas, psicológicas y sociales. La obesidad es la enfermedad crónica más frecuente y se relaciona con diabetes, hipertensión, infarto al miocardio, embolias, depresión, problemas osteoarticulares y gastrointestinales, disfunción sexual, infertilidad y cáncer entre otras muchas más. Por ello es importante que lea el capítulo de Obesidad y Diabetes.

6. **Antecedentes de elevaciones del azúcar.** Si bien este es un factor de riesgo no modificable, el hecho de tener el antecedente le confiere uno de los factores de riesgo para el desarrollo de prediabetes y/o diabetes.

   El antecedente más frecuente es el de la elevación de glucosa en la sangre durante el embarazo, condición conocida como diabetes gestacional. Este es un tipo de diabetes que se desarrolla habitualmente durante el segundo o tercer trimestre del embarazo y que desaparece al término del mismo. Otros antecedentes pueden ser las elevaciones del azúcar en sangre durante enfermedades graves o con el uso de medicamentos o sustancias. Y que también desaparecieron al terminar la enfermedad o suspenderse el uso de los medicamentos o sustancias.

7. **No realizar ejercicio en forma regular.** La práctica del ejercicio en forma regular, mejora nuestra circulación y el funcionamiento de nuestro organismo, y debería formar parte de nuestros hábitos, así como lo son el comer y el vestirnos todos los días. Sin embargo, el ritmo acelerado de vida que muchas personas llevan en la actualidad ha hecho que este hábito sea cada vez menos frecuente. Es importante que usted

empiece a realizar algún tipo de ejercicio de su agrado por lo menos 4 o 5 veces por semana. En el capítulo de Guía de Implementación del Ejercicio en la Diabetes, usted encontrará una guía práctica para empezar a realizar ejercicio de acuerdo a su capacidad física y a sus características personales.

8. **Triglicéridos elevados.** Los triglicéridos es otro tipo de grasa que, a diferencia del colesterol, deriva principalmente del consumo de azúcares (carbohidratos), por ello lo más importante en el tratamiento de la elevación de triglicéridos es la disminución de carbohidratos (azúcares) en la alimentación. Revise el tema en el capítulo de Dislipidemias.

9. **Stress crónico.** El stress crónico es también un factor de riesgo al que lamentablemente no se le ha dado mucha importancia, seguramente usted ha escuchado que a una persona le da la diabetes por una "impresión fuerte", en realidad en estos casos la persona ya cursa con prediabetes pero no se le había detectado, y al presentar una situación de estrés su hígado libera grandes cantidades de glucosa a la sangre, que no pueden ser manejadas por la insulina (ya deteriorada) y se manifiesta la diabetes. Pero en realidad podríamos decir que esta impresión es como "la gota que derramo el vaso".

    Por ello es importante que, si usted es una persona que se preocupa o angustia fácilmente o que presenta ansiedad o estrés laboral, familiar o social, aprenda a manejar este estrés para evitar que le lleve al desarrollo de la prediabetes o de la diabetes. Al respecto se recomiendan las técnicas de relajación, las clases de yoga y los tratamientos psicológicos entre otros. Pero es usted quien debe determinar la mejor forma de disminuir y manejar el estrés, y si no puede por sí solo, le recomendamos la psicoterapia.

10. **Tener la presión elevada o hipertensión.** La hipertensión es uno de los factores de riesgo para prediabetes y diabetes que además incrementa altamente el riesgo de infarto o embolias, al grado tal que también se le conoce como **"el**

asesino silencioso" debido a que en la mayoría de los casos el paciente no tiene ningún síntoma. Muchas personas piensan que la hipertensión causa dolor de cabeza y zumbido de oídos, pero esto en realidad solo se presenta cuando los valores de presión son muy altos. Por ello es muy importante que, si usted tiene presión alta, lea el Capítulo de Hipertensión y Diabetes.

11. **Disminución de HDL.** El HDL (Colesterol de Alta Densidad), es el que conocemos como "colesterol, bueno", ya que tienen un efecto cardioprotector, mientras más alto lo tenga un paciente menor es el riesgo de que tenga un infarto o una embolia. Revise los detalles en el capítulo de dislipidemias.

12. **Estados de depresión crónica.** A este factor de riesgo lamentablemente también se le ha dado poca importancia. A pesar de que se sabe que, durante los estados depresivos, el cerebro disminuye la producción de endorfinas y metencefalinas, que son sustancias que tienen efectos benéficos sobre la circulación el funcionamiento de nuestro organismo.

Durante los estados de alegría y de placer se incrementa la producción de estas sustancias cerebrales, y es una de las causas de que las personas optimistas se enfermen menos y de que las personas con depresión se enfermen más frecuentemente, incluso la depresión se ha asociado con el desarrollo de cáncer. La diabetes es una causa frecuente de depresión en las personas, sobre todo si se tiene la expectativa de que se trata de una enfermedad que le llevara a perder la vista o a ser sometido a diálisis o a la amputación de alguna extremidad.

Ahora usted sabe que con un buen control esto no debe suceder, que debe tomar su prediabetes o su diabetes con optimismo para poder controlarla más eficazmente. La depresión puede contribuir a que se genere un descontrol de su diabetes, así que olvide la depresión y anímese a vivir bien y positivamente con esta dulce enfermedad.

13. **Obesidad y diabetes en familiares.** El antecedente de obesidad y de diabetes en familiares de primer grado es otro de los factores de riesgo que no se pueden modificar puesto que el antecedente ya existe, sin embargo, es importante que lo tome en cuenta, no solo para usted sino también para los familiares que tiene que aún no han desarrollado la prediabetes ni la diabetes. Recuerde que mientras más factores de riesgo se tienen mayor es la posibilidad de desarrollo de prediabetes o de diabetes.

14. Deficiencia de Vitamina D.

15. Hipotiroidismo.

En la actualidad se recomienda que las personas que tengan más de dos factores de riesgo para el desarrollo de prediabetes y/o diabetes se realicen un estudio llamado **"curva de tolerancia a la glucosa oral"** y otro llamado **"hemoglobina glucosilada",** de esta manera puede saber si su azúcar esta normal o si ya tiene prediabetes o diabetes.

Así pues, en caso de que le hayan identificado más de dos factores de riesgo, acuda con su médico y pídale que le solicite la curva de tolerancia a la glucosa y la hemoglobina glucosilada. Una persona sana con factores de riesgo puede llegar a desarrollar Prediabetes si no corrige sus factores de riesgo. Una persona con prediabetes puede llegar a ser nuevamente una persona sana si los corrige.

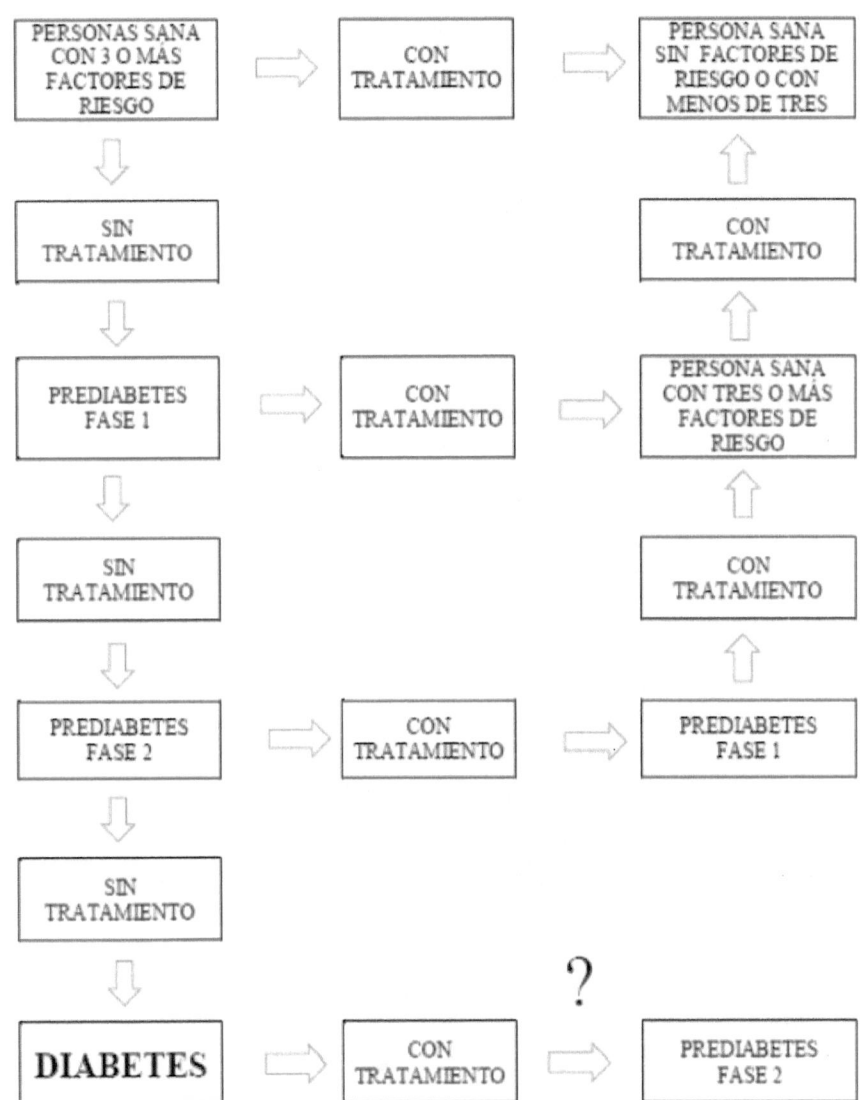

EVOLUCION DE LOS FACTORES DE RIESGO DE
PREDIABETES Y DIABETES

2.3 Tratamiento para la Prediabetes y para evitar la diabetes

Tratamiento con medicamentos y sin medicamentos

Si usted tiene prediabetes, debe saber que afortunadamente en la actualidad ya existe tratamiento para ello, y **si usted lo lleva a cabo, seguramente ya no le dará diabetes**. El tratamiento para la prediabetes se divide en dos partes:

I.   Tratamiento con medicamentos
II. Tratamiento sin medicamentos

I. **Tratamiento con medicamentos:** en la actualidad el más utilizado para el tratamiento de la prediabetes es la metformina, y recientemente se han comenzado a usar un grupo de medicamentos llamados inhibidores DPP4 que han demostrado gran efectividad. La dosis y el tiempo que los debe tomar, deben ser determinados por su médico.

II. **Tratamiento sin medicamentos:** está dirigido hacia los factores de riesgo, ya que casi todos ellos se pueden corregir, incluso **este mismo tratamiento se puede utilizar para evitar la prediabetes** en aquellas personas con dos o más factores de riesgo que aún mantienen sus valores de glucosa en ayunas y después de los alimentos normales. También este mismo tratamiento es bueno **para las personas que ya tienen diabetes.**

CAPÍTULO VI

MONITOREO, CONTROL Y
DESCONTROL DE LA DIABETES

Lilia Pavlova Martínez

1. ¿CÓMO INICIAR EL CONTROL DE MI DIABETES?

1.1 Pasos a seguir para tomar el control de su diabetes

Puede ser que apenas se haya enterado que tiene diabetes, o tal vez ya la tiene, pero no lleva un buen control de la misma. En ambos casos esta guía le será de gran utilidad. Si a usted le acaban de decir que tiene diabetes, no se angustie, los conceptos en diabetes han cambiado radicalmente en los últimos años, si usted aprende a llevar un buen control, puede tener la certeza que no tendrá complicaciones en los ojos, los riñones, los pies, o cualquier parte de su cuerpo. Las complicaciones de la diabetes son causadas por azúcar alta, por lo tanto, si usted mantiene su azúcar normal, no tendrá ninguna complicación de la diabetes.

Si ya tiene diabetes desde hace varios meses o años, debe empezar a llevar su control adecuadamente para evitar el desarrollo de complicaciones y si ya tiene alguna complicación o complicaciones, el buen control le permitirá detener o evitar su avance.

Realmente la diabetes le puede traer muchos beneficios a usted y a su familia ya que el tratamiento actual está orientado a establecer hábitos de alimentación, actividad física y estilo de vida sano, no solo en el paciente, sino también en toda su familia. Así pues, su diabetes puede beneficiar a su familia, haciéndolos más sanos y evitando que otros la desarrollen en el futuro.

Esta guía le enseñara como realizar los cambios necesarios en sus hábitos de alimentación, actividad física y estilo de vida, sin riesgo para su salud, en forma ordena y paulatina, de acuerdo a las características personales de usted y de su diabetes, así como de los hábitos y costumbres de su familia.

HAGA LO SIGUIENTE Y TOME EL CONTROL DE SU DIABETES.

CONFIANZA. Deposite toda su confianza en esta guía, toda ella está hecha para su beneficio y nada de lo que se le recomienda puede perjudicarle, primero lea la guía disfrutando la lectura, aunque no haga ningún cambio todavía.

DECISIÓN: Tome la decisión de empezar a llevar un control formal de su diabetes, puede tomar esta decisión el mismo día que termine de leer la guía o definir una fecha cercana para cuando ya tengo todos los elementos que necesita para empezar a mejorar el control de su diabetes.

ADQUISICIÓN: Si aún no lo tiene, es necesario que adquiera un glucómetro y una libreta, si tiene hipertensión también debe obtener un aparato para medir la presión (Baumanómetro) y si tiene sobrepeso u obesidad se recomienda que también tenga una báscula.

VALORACIÓN MÉDICA: Es muy importante que acuda a una valoración médica con exámenes de laboratorio, con toda confianza puede mostrarle esta guía a su médico.

COMPARTA: Informe de su diabetes a quien o a quienes considere pertinente, ya sea que le acaben de identificar la diabetes o que ya la tenga desde hace varios meses o años, muéstreles la guía y dígales que va a iniciar el control de su diabetes, para que lo apoyen, pero sobre todo para que también participen y se beneficien de los consejos que vienen en esta guía. Cualquier persona tenga o no diabetes, se beneficiará de las recomendaciones de alimentación de actividad física y de estilo de vida que le recomendamos aquí.

CONOZCA SU DIABETES. Si bien es cierto que a la mayoría de las personas cuando tienen preocupaciones les sube el azúcar, también hay algunas personas a las cuales les baja y hay otras a las cuales no les afecta. A usted. . . **¿Qué le pasa a su azúcar cuando se preocupa?** Tenga curiosidad por saber esto y más. Para saber cómo es su diabetes y cómo reacciona ante diferentes alimentos, actividades y situaciones lea cuidadosamente los siguientes capítulos. Cada diabetes es diferente y seguramente se sorprenderá de lo que descubra.

VALORE LOS RESULTADOS. Cuando descubra a través de su monitoreo como está el control de su diabetes, si esta con buen control tendrá la tranquilidad de saberlo y si está en descontrol, podrá establecer las medidas que esta guía le proporcionan para que con la orientación de su médico alcance un buen control de la diabetes. Cuando descubra que no es tan difícil, seguramente se sorprenderá y se sentirá motivado, además los pacientes que mejoran su control a través de lo que aquí se aconseja, mejoran en otros aspectos emocionales, físicos e incluso familiares y sociales.

CONTINUE, PERSEVERE. Recuerde que los buenos hábitos de alimentación, de actividad física y de estilo de vida son permanentes y el continuarlos le garantizara un mejor estado de salud. No piense en cuánto requiere para tener buenos hábitos, simplemente intégrelos a su forma de vivir, a través de ellos sea y viva mejor.

FELICÍTESE. Cuando logre el excelente control de la diabetes, felicítese porque ha logrado el éxito y esto le protegerá del desarrollo de complicaciones y le permitirá tener una mejor calidad de vida.

2. EL MONITOREO DE LA GLUCOSA

2.1 Como se hace y para qué sirve

El monitoreo de la glucosa, se refiere a la determinación de glucosa (azúcar) en sangre que se realiza en forma ordenada y periódica al paciente por medio del uso de un glucómetro, con el objetivo de identificar su grado de control y mejorarlo si es necesario. La frecuencia con que este monitoreo se debe realizar depende del grado de control que la persona tiene de su diabetes.

El monitoreo de la glucosa es uno de los pilares del tratamiento de la diabetes y consiste en que se mida el azúcar en horarios específicos y con frecuencias determinadas de acuerdo al grado de control de su diabetes, esto forma parte del plan de cuidados en los pacientes con diabetes, ya que proporciona datos que pueden ayudar a realizar ajustes oportunos en el tratamiento que permitan lograr el buen control de la diabetes.

El principal objetivo del monitoreo de la glucosa es que conozca el grado de control de su diabetes y que identifique los alimentos, actividades y situaciones que le aumentan o disminuyen sus valores de azúcar en sangre. En caso de cambios en el tratamiento, ante enfermedades infecciosas, intervenciones quirúrgicas y en la diabetes durante el embarazo, es también indispensable.

Es claro que otro beneficio del monitoreo de la glucosa es el de mejorar e incrementar el conocimiento del paciente sobre su propia diabetes, ya que les permite alcanzar y mantener metas de glucosa, así como ser más partícipes y responsables de su control metabólico.

¿Cómo se hace?

En la actualidad se recomienda que los pacientes con diabetes tengan y utilicen para el monitoreo de la glucosa un glucómetro, Por lo tanto, si usted todavía no lo tiene, es indispensable que adquiera uno; de preferencia cómprelo en la ciudad donde vive y asegúrese que las tiras reactivas que utiliza sean fáciles de adquirir. La mayoría de los glucómetros tienen garantía de cinco años y algunos tienen garantía de por vida.

Lo ideal es que el monitoreo se lo realice usted mismo, ya que el procedimiento es muy sencillo, en caso de que por alguna razón no pueda hacerlo, un familiar cercano o una persona de su confianza puede realizárselo. La técnica para la medición de glucosa capilar es la siguiente:

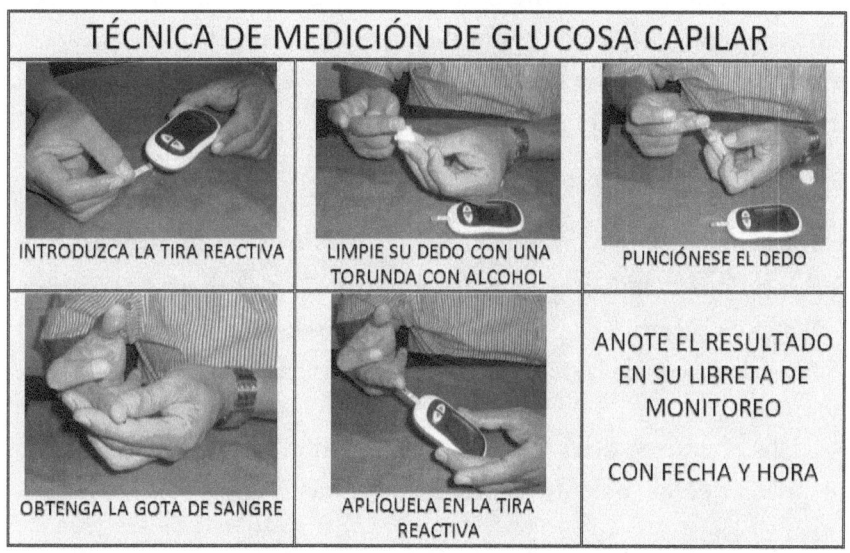

La frecuencia con que este monitoreo se debe realizar depende del grado de control que la persona tiene de su diabetes.

¿Los chequeos de azúcar deben ser en ayunas?

Antes las personas únicamente se checaban en ayunas, ahora sabemos que esto no es correcto, ya que pueden tener su azúcar normal en ayunas y tenerla muy alta después de los alimentos. Una persona puede tener 300 de glucosa después de cenar, al acostarse a dormir, su cuerpo empieza a disminuir esa glucosa en sangre, incluso algunas veces el paciente se levanta a orinar varias veces en la noche y esto es porque su cuerpo está eliminando el azúcar a través de la orina, así por la mañana cuando se levanta si le checan su azúcar puede ser que tenga 90 de glucosa y equivocadamente pueden pensar que esta con excelente control, lo cual no es real, ya que además al momento de desayunar le puede volver a subir tal vez hasta a 200, y si a la hora de la comida no ha logrado bajar a un nivel normal, puede subirle a 300 o más por la tarde o por la noche.

Esto es un ejemplo de lo que puede suceder, pero en realidad cada paciente es diferente, de tal manera que algunos pueden tener su azúcar más alta al mediodía y otros la pueden tener más alta en la tarde o en la noche. Por eso la mejor manera de saber cómo esta su diabetes es checándose la glucosa en diferentes horas. A continuación, le enumeramos los ocho horarios recomendables para checarse el azúcar:

1. En ayunas
2. Una o dos horas después del desayuno
3. Antes de la comida
4. Una o dos horas después de la comida
5. Antes de la cena
6. Una o dos horas después de la cena
7. A las dos o tres de la mañana
8. En situaciones especiales

Los chequeos a las 2 o 3 de la mañana se realizan cuando se sospecha que el paciente está teniendo altas o bajas de azúcar en la madrugada.

Los chequeos en situaciones especiales quieren decir que se debe checar su azúcar, si se siente mal, si comió de más, se desveló, se alteró emocionalmente, tiene fiebre, no hizo ejercicio, etc.

Al principio es recomendable realizarse el monitoreo todos los días por lo menos una semana, para que se conozca, de acuerdo a los resultados puede determinar con qué frecuencia se debe checar posteriormente.

En seguida le presentamos la hoja de recomendaciones para el monitoreo glucémico. Recuerde que puede bajar esta hoja en nuestra página web. *www.clinicadediabetes.org*

Clínica de Diabetes, Nutrición y Endocrinología

Dr. Mario Eduardo Martínez Sánchez

Endocrinólogo y Nutriólogo

Diabetes, Obesidad, Tiroides, Hipertensión y enfermedades endocrinas

U.R.S.E.   H.E.C.M.R.   U.N.A.M.   I.P.N.

Cedula Profesional: 1298689

13 de agosto del 2021

Paciente: _____

La única manera de saber cómo está el control de su diabetes es checándose su azúcar en la sangre, para ello se recomienda el uso de glucómetros y ocasionalmente los exámenes de laboratorio. La frecuencia con que se debe checar depende de su grado de control, de esta manera si usted está en excelente o buen control, le recomendamos que se cheque su glucosa 1 o 2 veces a la semana y si detecta que sus cifras de glucosa son de mal control entonces debe checarse su azúcar 1 o 2 veces al día. Los grados de control son:

Un excelente control de la diabetes se considera cuando se tienen cifras de glucosa (azúcar) de 60 a 100 en ayunas y antes de la comida y la cena y de 80 a 140, una o dos horas después de los alimentos (desayuno, comida o cena).

Un buen control se refiere a cifras de glucosa en ayunas y antes de la comida y la cena de 101 a 140 mg/dl, y de 141 a 180, una o dos horas después de los alimentos.

Un mal control es cuando las cifras de glucosa en ayunas y antes de la comida y la cena son mayores de 140, y una o dos horas después de los alimentos son mayores de 180.

LOS HORARIOS EN QUE SE RECOMIENDA LA MEDICIÓN DE AZÚCAR EN SANGRE SON			
1	EN AYUNAS	2	1 o 2 HORAS DESPUES DEL DESAYUNO
3	ANTES DE LA COMIDA	4	1 o 2 HORAS DESPUES DE LA COMIDA
5	ANTES DE LA CENA	6	1 o 2 HORAS DESPUES DE LA CENA

EN SITUACIONES ESPECIALES: cuando hace ejercicio (antes y después), si se siente mal (fiebre, dolor, etc.) en situaciones de estrés (enojo, preocupación, angustia, depresión, etc.), si comió incorrectamente, después de una fiesta, si se desveló, etc.

Anote sus resultados en la libreta de monitoreo que le proporcionamos (física o digital) y llévela en todas sus consultas. Recuerde que los datos que debe anotar son los siguientes:

Fecha	Hora	Tiempo	Glucosa	Datos adicionales Alimentos, Actividades, etc.

En datos adicionales, por ejemplo: Si le sale alta el azúcar anote porque cree que le subió (se enojó, se preocupó, se desveló, comió de más, etc.), y si esto es después de haber comido, anote que comió. En tiempo anote si su chequeo de azúcar fue antes o después de algún alimento o en alguna situación especial.

Esto le permitirá empezar a conocerse, identificara con que alimentos y en que situaciones le sube o le baja el azúcar a usted especialmente (ya que cada persona es diferente), y aprenderá a evitar dichos alimentos y/o situaciones para alcanzar un mejor control de su diabetes.

FELICIDADES Y MUCHO ÁNIMO Y OPTIMISMO

Las Rosas 412 A, interior 8. Colonia Reforma. Tel. 951-688-5218 email: diabetologo@hotmail.com
Estas recomendaciones de monitoreo se elaboraron tomando en cuenta las recomendaciones internacionales 2021 y las del Libro Realidad de la Diabetes 2021. Editorial Palibrio. USA. Dr. Mario Eduardo Martínez Sánchez

Para que checarse el azúcar

El checarse su azúcar tal como se lo recomendamos en esta guía, le permitirá empezar a conocerse, identificara con que alimentos y en que situaciones le sube o le baja el azúcar a usted especialmente, ya que cada persona es diferente, y aprenderá a evitar dichos alimentos y/o situaciones para alcanzar un mejor control de la diabetes.

Para poder lograr esto es necesario que anote sus resultados, puede bajar el Formato de Registro de Monitoreo de la Glucosa en nuestra página web. Si lo prefiere puede hacer sus anotaciones en una libreta.

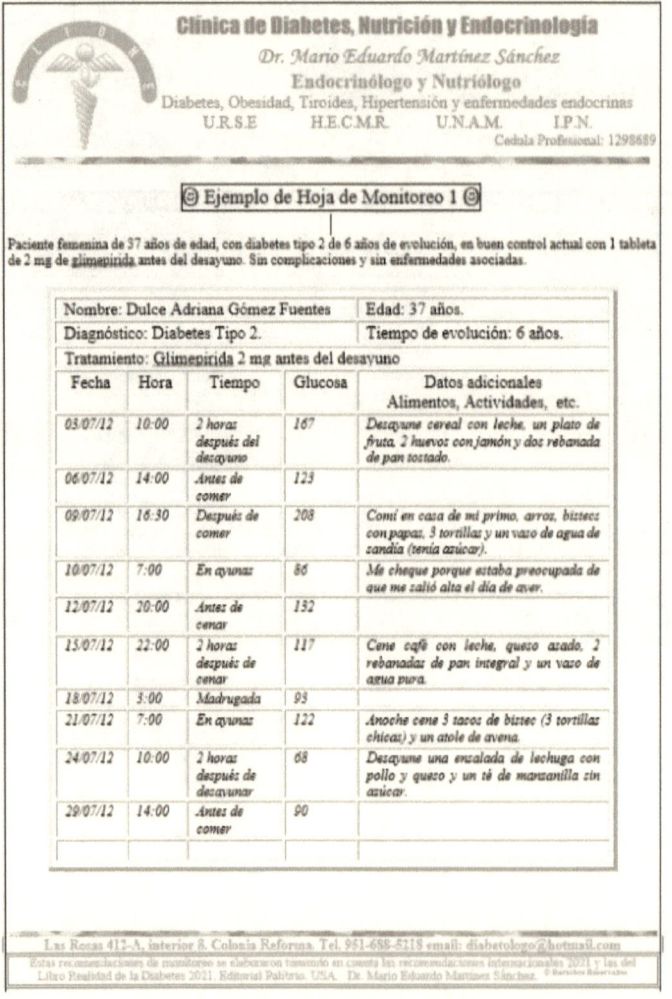

Los datos que debe anotar son: Fecha, hora, tiempo, glucosa y datos adicionales.

En tiempo anote si se checo el azúcar antes o después de algún alimento, o en la madrugada. En datos adicionales, por ejemplo: Si le sale alta el azúcar anote porque cree que le subió (se enojó, se preocupó, se desveló, comió de más, etc.) y si esto es después de haber comido, anote que comió. *Recuerde.* No es solo checarse el azúcar para saber si su diabetes está controlada o no, lo más importante es identificar las causas del descontrol y establecer estrategias de solución.

Un ejemplo de la importancia del monitoreo: Paciente que por tercera vez se hospitaliza por altas y bajas de azúcar, los fines de semana. La paciente había tenido buen control pero hace 3 sábados, se empieza a sentir mal por la tarde y la llevan al hospital, donde al checarle el azúcar le detectan más de 400 de glucosa, el resto de los exámenes son normales y no hay datos aparentes de infección, su tratamiento era a base de 30 unidades de insulina de larga acción por lo que le aumentan su dosis a 40 unidades, 2 días después la paciente es traída al hospital con datos de hipoglucemia severa, detectándosele glucosa de 30, requiriendo tratamiento hospitalario y dándosele de alta con dosis de 30 unidades de insulina. El siguiente sábado vuelve a entrar al hospital por glucosa mayor de 400, le vuelven a aumentar la dosis a 40 unidades y el lunes siguiente vuelve a ingresar por baja de azúcar, por lo que se le establece tratamiento y en el interrogatorio se detecta que los días sábados, la glucosa le subía porque habían decidido hacer las reuniones familiares en su casa y a ella le molestaba ver a sus nietos corriendo por todos lados, además era un día en que comía más de lo que acostumbraba el resto de la semana. Por otra parte, contrariamente, la paciente estaba feliz de que las reuniones ahora fueran en su casa, por lo que la solución no era prohibirles a sus familiares que la visitaran. Realmente la solución era muy sencilla, ahora la paciente continúa poniéndose sus 30 unidades de insulina y solamente los días sábados se pone 38 unidades, dosis que se determinó a través del monitoreo de la glucosa y con lo cual mantiene ahora un excelente control de su diabetes y no ha vuelto a hospitalizarse.

En la mayoría de los casos se puede mejorar el control de la diabetes gracias al monitoreo de la glucosa. Pero este monitoreo debe ser en los diferentes horarios recomendados debiéndose llevar una anotación de los chequeos y de los datos adicionales que nos permitan identificar la o las causas de que se presenten altas o baja de la glucosa.

La libreta de monitoreo:

Para facilitar a los pacientes el registro del monitoreo en CLIDNE les proporcionamos una libreta que puede ser en formato físico o en formato digital. Te mostramos a continuación algunas partes de ella. Esta libreta también la puedes bajar en nuestra página web.

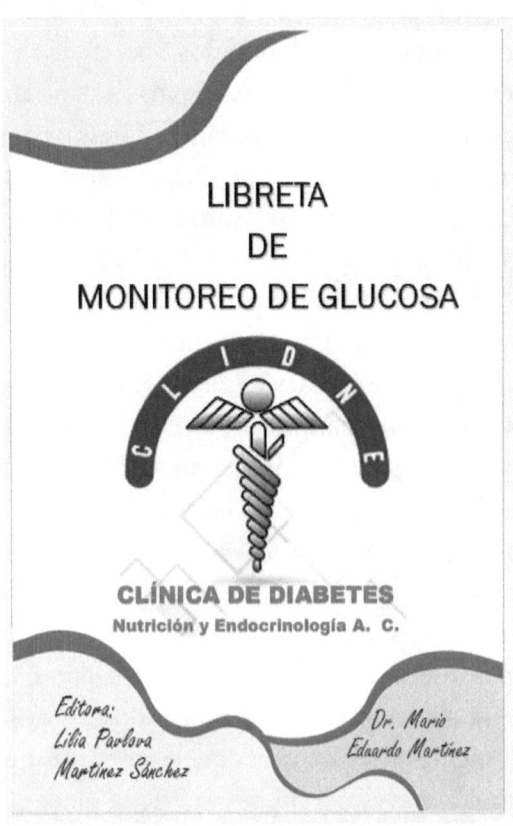

Tarjeta (2)

NOMBRE:
_____
_____

DIAGNOSTICO (5):
① _____
② _____
③ _____

TRATAMIENTO (5):
① _____
② _____
③ _____

ALERGIAS ☐ SI ☐ NO A _____

FECHA DE NACIMIENTO: _____
TIPO DE SANGRE: _____
DOMICILIO: _____

TELEFONO: _____
CELULAR _____

EN CASO DE EMERGENCIA LLAMAR A:
_____
TELEFONO: _____
CELULAR: _____

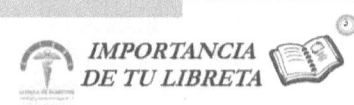

IMPORTANCIA DE TU LIBRETA

Los chequeos de azúcar en sangre capilar (dedos de la mano), realizada con Glucómetro, es en la actualidad y en todo el mundo, una de las herramientas de mayor utilidad para lograr un control adecuado de la diabetes y disminuir el riesgo de complicaciones.

Algunos pacientes les da mucha sed, orinan mucho y sienten un gran cansancio al tener alta su azúcar, pero muchos pacientes no presentan ningún síntoma o molestia, aunque tengan su azúcar muy alta. La única manera de saber cómo está su azúcar en su sangre es checándose con su glucómetro o en un laboratorio.

Las variaciones del azúcar ante alimentos, actividades físicas y aspectos emocionales son diferentes en cada persona, ya que cada quien tiene su propia diabetes, tratamiento y grado de control. Por ello, Organizaciones internacionales como la ADA y la ALAD, recomiendan que la frecuencia del monitoreo se establezca de acuerdo a las particularidades de cada paciente. *

(1): Standars of medical care in diabetes. ADA. Diabetes Care. Vol. 44, Supl. 1., January 2021.

(2): Guías Asociación Latinoamericana de Diabetes (ALAD) 2019.

HIPOGLUCEMIA

Recuerde que la baja de azúcar también llamada hipoglucemia es peligrosa, por ello es importante que usted conozca cuales son los síntomas que se presentan y esto son:

Debilidad
Dolor de cabeza
Visión Borrosa
Palpitaciones
Sudoración
Somnolencia
Temblor
Palidez
Hambre
Nerviosismo o Ansiedad

Mg/dL 60↓

Esta misma nos puede llevar hasta el desmayo, convulsiones e incluso estado de coma.

¿Qué debo de hacer en caso de presentar una hipoglucemia?

Consumir un jugo, fruta o algo con azúcar.

Si carga su glucómetro en ese momento cheque su azúcar inmediatamente en caso de sentirse mal. Y después de consumir algo dulce, deberá volverse a checar

Recuerde que siempre debe tener a la mano su glucómetro.

PIRAMIDE DE ALIMENTACIÓN DE LAS PERSONAS DULCES

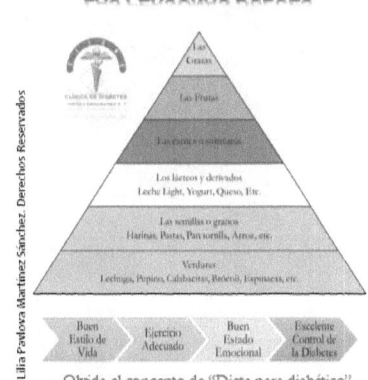

Las Grasas

Las Frutas

Las carnes o similares

Los lácteos y derivados
Leche Light, Yogurt, Queso, Etc.

Las semillas o granos
Harinas, Pastas, Pan tortilla, Arroz, etc.

Verduras
Lechuga, Pepino, Calabacitas, Brócoli, Espinacas, etc.

Buen Estilo de Vida → Ejercicio Adecuado → Buen Estado Emocional → Excelente Control de la Diabetes

Olvida el concepto de "Dieta para diabético". Ahora se recomienda una alimentación sana que puede proyectarse a toda la familia.

Esta pirámide te lo muestra y en ella

NO EXISTE EL AZÚCAR

Evítala en ti y en tu familia

TÉCNICA DE MEDICIÓN DE GLUCOSA CAPILAR

Si tienes un excelente control de tu diabetes, puedes checarte 1 o 2 veces por semana, sino es así, debes checarte con más frecuencia.

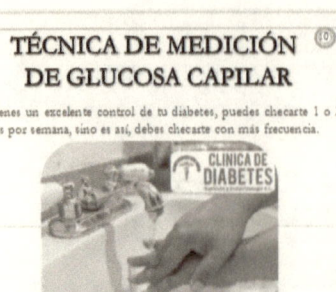

Lavá y seca bien tus manos para evitar la propagación de gérmenes

Desinfecta la zona de la yema de tu dedo

Recuerda que los 6 horarios en los que se recomienda checarse el azúcar son:

Antes y 1 o 2 horas después del desayuno, comida y cena.

Y en situaciones específicas, en la madrugada

Retiramos la tapa del lapiz Donde observaremos que esta vacío

Colocamos la lanceta dentro del lapiz

Colocamos la gota de sangre en la tira reactiva y esperamos el resultado

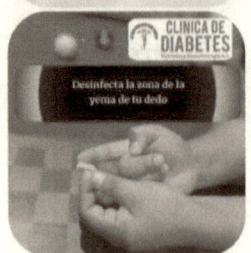

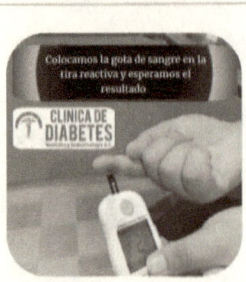

¿Con que frecuencia debo checar mi azúcar?

CLIDNE recomienda en forma general que el monitoreo se realice 1 o 2 veces a la semana si se tiene un excelente control, 3 o 4 veces a la semana ante un buen control y 1 o 2 veces al día en pacientes con mal control. (Ver más adelante: grados de control)

La glucosa tiene fluctuaciones (sube y baja) durante todo el día, uno de los principales factores que influyen en su elevación son los alimentos, cuando una persona come, su azúcar se eleva hasta un máximo en 1 a 2 horas y luego disminuye paulatinamente.

Por ello no se recomienda checarse el azúcar únicamente en ayunas, ya que un paciente puede tener 100 de glucosa en ayunas y 300 o 400 después de los alimentos. Recuerda los seis tiempos de chequeos antes y 2 horas después de comer (almuerzo, comida y cena)

CONTROLA TUS NIVELES DE GLUCOSA

1 BUENA ALIMENTACIÓN

Con una buena alimentación, lograremos una mejoría rápida. Es importante que recuerdes que a cada paciente se le asigna su plan de alimentación de acuerdo al objetivo del paciente junto con el doctor.

2 EJERCICIO

La actividad física nos ayudara a mantener los controles de nuestra glucosa equilibrados

3 MONITOREO

El monitoreo dependerá de acuerdo a lo que tu doctor te indique y este nos ayudara a ver como esta actuando el tratamiento que tienes y si es necesario ajustar dosis o cambiarlo.

4 APEGO AL TRATAMIENTO

Realizar las indicaciones de tu doctor y tomar el medicamento indicado para ti, ayudara a que tengas mejores resultados

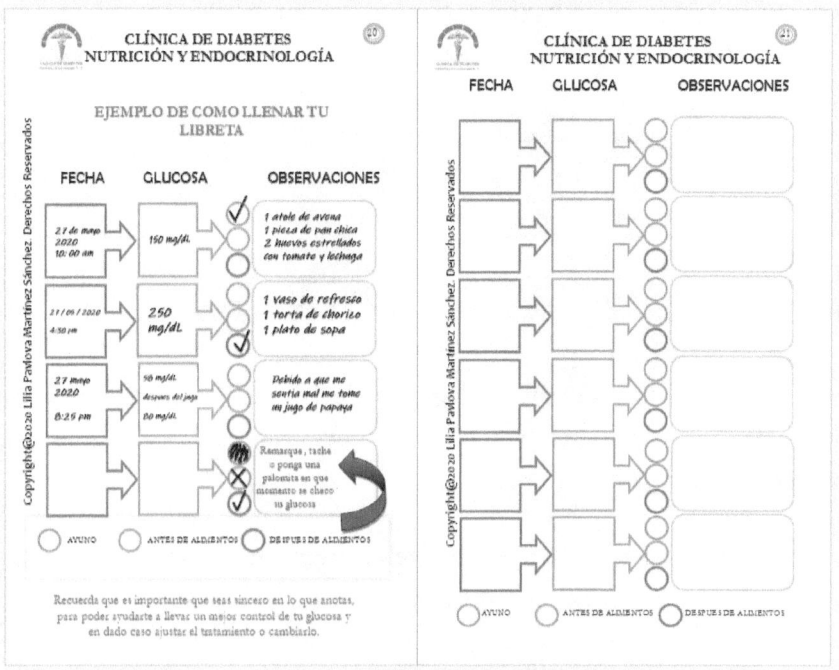

La aceptación de está libreta por parte de nuestros pacientes ha sido excelente y a la mayoría de ello, se les facilita el formalizar y responsabilizarse de sus chequeos del azúcar y con ello mejoran el control de su diabetes

3. EL EXCELENTE Y EL BUEN CONTROL DE LA DIABETES

El control de la diabetes se refiere a sí los valores de azúcar en la sangre están dentro de lo normal o se encuentran por encima de estos valores. Si usted tiene de azúcar de 60 a 100 en ayunas y de 80 a 140 después de los alimentos, **felicidades pues tiene un excelente control.** Si sus valores están entre 101 a 140 en ayunas y entre 141 a 180 después de los alimentos, usted tiene un buen control de la diabetes, **felicidades y trate de lograr la excelencia.** Pero si tiene más de 141 en ayunas y/o más de 181 después de los alimentos, usted tiene un mal control y es necesario que junto con su médico identifique las causas y las corrija.

GRADOS DE CONTROL DE LA DIABETES		
Grado de Control	Glucosa en ayunas	Glucosa 1 o 2 horas después de comer
EXCELENTE CONTROL	60 a 100 mg/dl	80 a 140 mg/dl
BUEN CONTROL	101 a 140 mg/dl	141 a 180 mg/dl
MAL CONTROL	Más de 141	Más de 180

El hecho de identificar el grado de control que tiene es muy importante, pues indica cual es la conducta que hay que seguir y se realiza de la siguiente manera:

- **Si usted tiene un excelente control** debe continuar con su tratamiento tal como lo tienen establecido, no hay motivos para que se le modifique su tratamiento actual.
- **Si usted tiene un buen control** y quiere alcanzar un excelente, la recomendación es ajustar su plan de alimentación, incrementar sus actividades físicas y mejorar un poco más su estilo de vida, sin olvidar que el monitoreo es el que le determinara cuando alcance el excelente control. Estos cambios los puede realizar usted mismo con la ayuda de esta guía o si lo prefiere, también con el apoyo de su médico.
- **En algunos casos puede no ser recomendable buscar un excelente control.**
- El buen control se recomienda en aquellos pacientes que por alguna causa no pueden alcanzar un excelente control, sobre todo cuando ya tienen complicaciones crónicas o daño en los riñones, o cuando han presentado hipoglucemias (bajas de azúcar al estar en excelente control).
- **Si usted tiene un mal control** es necesario que acuda con su médico ya que probablemente necesite un ajuste en su tratamiento. No olvide analizar su diario e identificar las causas del descontrol ya que en algunas ocasiones este

descontrol se da en forma transitoria como consecuencia de algunas situaciones especiales. De cualquier manera, no olvide llevar su registro de monitoreo de glucosa a sus consultas.

¿Cada qué tiempo me debo checar? ¿Y en qué horarios?

La frecuencia con que se debe checar depende de su grado de control, de esta manera si usted está en excelente o buen control, la recomendación es que se cheque la glucosa una o dos veces a la semana y si detecta que sus cifras de glucosa son de mal control entonces debe checarse el azúcar una o dos veces al día.

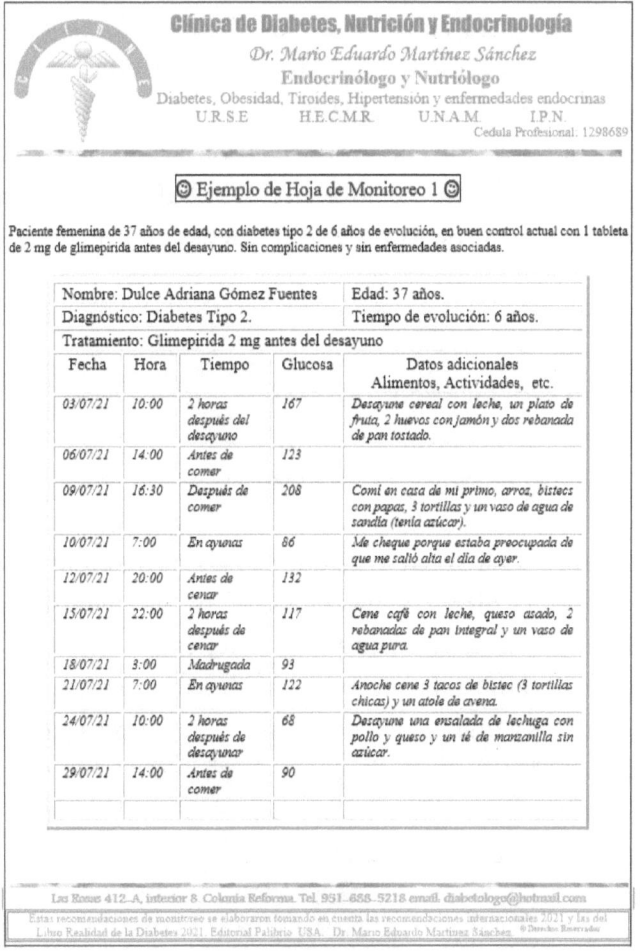

Clínica de Diabetes, Nutrición y Endocrinología
Dr. Mario Eduardo Martínez Sánchez
Endocrinólogo y Nutriólogo
Diabetes, Obesidad, Tiroides, Hipertensión y enfermedades endocrinas
U.R.S.E   H.E.C.M.R.   U.N.A.M.   I.P.N.
Cedula Profesional: 1298689

☺ Ejemplo de Hoja de Monitoreo 1 ☺

Paciente femenina de 37 años de edad, con diabetes tipo 2 de 6 años de evolución, en buen control actual con 1 tableta de 2 mg de glimepirida antes del desayuno. Sin complicaciones y sin enfermedades asociadas.

Nombre: Dulce Adriana Gómez Fuentes				Edad: 37 años.
Diagnóstico: Diabetes Tipo 2.				Tiempo de evolución: 6 años.
Tratamiento: Glimepirida 2 mg antes del desayuno				
Fecha	Hora	Tiempo	Glucosa	Datos adicionales Alimentos, Actividades, etc.
03/07/21	10:00	2 horas después del desayuno	167	Desayuno cereal con leche, un plato de fruta, 2 huevos con jamón y dos rebanada de pan tostado.
06/07/21	14:00	Antes de comer	123	
09/07/21	16:30	Después de comer	208	Comí en casa de mi primo, arroz, bistec con papas, 3 tortillas y un vaso de agua de sandía (tenía azúcar).
10/07/21	7:00	En ayunas	86	Me cheque porque estaba preocupada de que me saltó alta el día de ayer.
12/07/21	20:00	Antes de cenar	132	
15/07/21	22:00	2 horas después de cenar	117	Cené café con leche, queso asado, 2 rebanadas de pan integral y un vaso de agua pura.
18/07/21	3:00	Madrugada	93	
21/07/21	7:00	En ayunas	122	Anoche cené 3 tacos de bistec (3 tortillas chicas) y un atole de avena.
24/07/21	10:00	2 horas después de desayunar	68	Desayuné una ensalada de lechuga con pollo y queso y un té de manzanilla sin azúcar.
29/07/21	14:00	Antes de comer	90	

Las Rosas 412-A, interior 8 Colonia Reforma. Tel. 951-688-5218 email: diabetologo@hotmail.com
Estas recomendaciones de monitoreo se elaboraron tomando en cuenta las recomendaciones internacionales 2021 y las del Libro Realidad de la Diabetes 2021. Editorial Palibrio. USA. Dr. Mario Eduardo Martínez Sánchez. © Derechos Reservados

Si analizamos esta hoja de registro del monitoreo de la glucosa, podemos identificar que la paciente se checo su azúcar 10 veces en el mes o sea que en promedio lo hizo dos a tres veces por semana, lo cual se recomienda en un paciente con buen control, hay un valor encontrado de 208 después de comer, lo cual lo colocaría en un mal control, sin embargo en datos adicionales, el paciente está identificando la causa del incremento de su glucosa, por lo que considerando que el resto de sus cifras están en control regular, no se considera al paciente con mal control, pero si se identifica una cifra por encima de su buen control. En este caso el paciente identifica los alimentos que le propician una elevación de la glucosa y eso le permite evitar estos en futuras ocasiones.

El paciente siguió el orden de los tiempos de chequeo que se recomiendan, pero realizó uno adicional el 10/07/02, por que le preocupaba la cifra alta que había tenido un día anterior. Esta acción permite reconocer a los pacientes la causa de su descontrol. Ya que si, por ejemplo, tuviera un proceso infeccioso al día siguiente la glucosa persistiría alta a pesar de ya no tener el efecto de los alimentos.

Podríamos resumir que en este mes la paciente tuvo:

5 cifras en excelente control	50%
4 cifras en buen control	40%
1 cifra en mal control	10%

Esto demuestra a la paciente que se encuentra en un excelente y buen control en el 90% de sus chequeos. Se ha demostrado que la tranquilidad que obtiene un paciente al tener la certeza de que está bien de la glucosa es un factor que contribuye a que siga bien.

Lo invitamos a que inicie su monitoreo de glucosa y que empieza a conocer su diabetes, recuerde que cada paciente tiene una diabetes diferente y lo que a usted le sube o le baja el azúcar puede ser distinto en otras personas. CONÓZCASE Y MEJORE.

3.1 Hoja de Monitoreo Glucémico y Glucográfica de 24 horas

Adicional a lo anterior, usted puede elaborar su glucográfica de 24 horas, la cual le permite conocer de forma esquemática y rápida el porcentaje de los diferentes grados de control de su diabetes y los horarios en los que habitualmente presenta un menor control. Esta glucográfica la puede elaborar con los datos de registro de su monitoreo de la glucosa de las últimas semanas o meses.

Por ejemplo, si tomamos los datos de la paciente anterior, podemos ver de forma inmediata que durante el mes que se realizó el monitoreo no tuvo ningún valor por debajo de 60 y solamente tuvo uno por encima de 200.

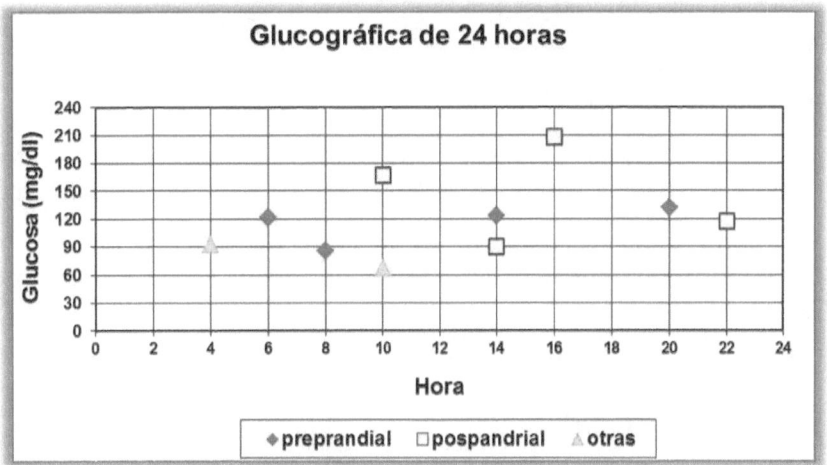

En este caso el termino prepandial, corresponde a los chequeos que se realizaron antes de los alimentos, el termino postprandial, a los que se realizaron después de los alimentos y en otras se colocó el chequeo que fue a las 3:00 de la mañana.

4. EL MAL CONTROL DE LA DIABETES

Los diferentes grados de descontrol
¿Qué hacer ante cada uno de ellos?

Cuando el azúcar está por encima de lo que llamamos un buen control de la diabetes, decimos que el paciente tiene descontrolada su diabetes y esto implica que deben realizarse los ajustes necesarios para llevar nuevamente la diabetes a un buen control.

De acuerdo a la gravedad y al tratamiento que se requiere, se clasifica al descontrol de la diabetes en 4 grados que son los siguientes:

GRADOS DE DESCONTROL DE LA DIABETES		
	GLUCOSA EN AYUNAS O ANTES DE ALIMENTOS	GLUCOSA 1 O 2 HORAS DESPUES DE ALIMENTOS
GRADO 1 (LEVE)	141 a 200 mg/dl	181 a 250 mg/dl
GRADO 2 (MODERADO)	201 a 300 mg/dl	251 a 400 mg/dl
GRADO 3 (SEVERO)	301 a 400 mg/dl	401 a 500 mg/dl
GRADO 4 (GRAVE)	Más de 400 mg/dl	Más de 500 mg/dl

Esta clasificación nos permite tener una guía de manejo que le puede ser de utilidad tanto a usted como al médico que le esté orientando en el manejo de la diabetes.

Conductas a seguir ante los diferentes grados de descontrol

Descontrol grado 1 (leve)

Si su glucosa en sangre está entre 141 a 200 mg/dl. en ayunas o antes de los alimentos y/o de 181 a 249 1 o 2 horas después de los alimentos, quiere decir que usted tiene un descontrol grado 1, en algunos casos usted puede corregirlo por si solo y en otros será necesario que acuda con su médico. Por lo tanto, debe tratar de identificar las causas de su descontrol y realizar los ajustes necesarios, para ello pregúntese lo siguiente:

¿Es su alimentación la causa, ha cambiado la cantidad o el tipo de alimentos que consume?

¿Sus actividades físicas han disminuido?

¿Está tomando sus medicamentos o aplicándose insulina en la forma correcta?

¿Está pasando por una situación de estrés no habitual?

¿Tiene ardor al orinar o fiebre o síntomas sugestivos de una infección?

Si usted detecta que es algunos de estos aspectos y puede corregirlo, hágalo y compruebe el resultado con su monitoreo. Si es una infección o si persiste el descontrol, lo más probable es que sea necesario modificar el tratamiento, ya sea aumentando la dosis, agregando otro medicamento o cambiando por otro u otros medicamentos, por lo que es necesario que acuda con su médico.

Descontrol grado 2 (moderado)

Si sus niveles de glucosa están entre 201 a 300 mg/dl. en ayunas o antes de los alimentos y/o de 250 a 400 1 o 2 horas después de los alimentos, usted se encuentra en descontrol grado 2 y su vida e integridad física están en peligro. Es necesario que acuda con su médico. En el descontrol grado 2 se incrementa el riesgo de una complicación aguda como el infarto al corazón y la embolia cerebral que puede llegar a causar parálisis y dejar al paciente con una discapacidad permanente. También se aceleran los procesos que favorecen las complicaciones crónicas, se obstruyen más arterias y se incrementa el daño a los riñones, ojos y pies.

El descontrol grado 2, puede ser el causante de que un daño renal avance de una etapa a otra e incluso que el daño al riñón se vuelva irreversible. Esto es, que un paciente bien controlado y con varios años con diabetes, puede tener su función renal normal, y el descontrol de este grado le puede producir una lesión aguda en sus riñones o en sus ojos y ser el desencadenante para que inicien las complicaciones.

Por lo anterior, si un día usted detecta este grado de descontrol en su persona acuda con su médico para que le ayude a corregir el descontrol. Generalmente es necesario el aumento o la adición de medicamento y en algunos casos el paciente puede requerir hospitalización, sobre todo en el caso de enfermedades asociadas y con descontrol (hipertensión descontrolada, infecciones, etc.).

Descontrol grado 3 (severo)

El descontrol grado 3, es cuando el paciente tiene de 301 a 400 mg/dl de azúcar en ayunas o antes de la comida o la cena, y/o de 401 a 500 después de los alimentos, se considera como una urgencia médica, en algunas ocasiones el paciente puede presentar trastornos de las capacidades de razonamiento, dificultades de concentración, irritabilidad, dolor de cabeza, trastornos de la memoria, lo cual nos habla de un precoma diabético, sin embargo como los síntomas son muy difusos e incluso en algunos casos están ausentes, el paciente no les da importancia y refiere sentirse bien, esto atrasa la atención del paciente y en algunos casos el diagnostico a veces se establece cuando el paciente ingresa con un infarto, una embolia o en coma diabético. Algunos pacientes pueden a llegar a presentar coma diabético con los valores de glucosa señalados.

En el descontrol grado 3, el tratamiento debe ser con insulina por el alto riesgo de que el paciente desarrolle un coma diabético, un infarto o un accidente vascular cerebral. En la mayoría de los casos el tratamiento debe establecerse en forma intrahospitalaria.

Descontrol grado 4 (grave)

Este el caso más grave de descontrol y se caracteriza por valores de glucosa mayores de 400 en ayunas y más arriba de 500 después de los alimentos. Es una urgencia médica y el tratamiento debe establecerse intrahospitalariamente; este grado de descontrol es el que presenta el más alto riesgo de que el paciente manifieste infarto, embolia o coma diabético.

En algunos casos el paciente puede referir que no tiene ninguna molestia y expresar" que se siente bien"; pero puede presentar un infarto en cualquier momento, por lo que es necesario el tratamiento intrahospitalario, el inicio de una infusión de insulina y de soluciones parenterales.

Los pacientes en descontrol grado 3 o 4 deben recibir atención médica inmediata.

CAPÍTULO VII

EXÁMENES DE LABORATORIO
SIGNIFICADO Y VALORES

Usted, debe saber cuáles son los exámenes de laboratorio y de gabinete que se debe realizar y con qué frecuencia deben hacerse, para saber si todo está funcionando correctamente dentro del cuerpo o hay alguna parte que se esté dañando y que requiera un tratamiento adicional.

¿Qué son los estudios de laboratorio?

Son aquellos que se realizan a través del estudio de su sangre y orina principalmente.

(aunque también pueden incluirse los estudios del exudado faríngeo, cultivos y otros estudios especiales).

¿Qué son los estudios de gabinete?

Son aquellos estudios que analizan diferentes partes de su cuerpo, utilizando tecnologías diversas. Aquí podemos considerar como los básicos a: Radiografías, ultrasonidos, electrocardiograma, prueba de esfuerzo, etc. Como estudios especiales a: Tomografías, resonancia magnética, endoscopias y otros.

Hay estudios de laboratorio básicos que se recomienda que las personas dulces se realicen cada tres o cada seis meses, estos son:

CADA 3 MESES:

1. Hemoglobina Glucosilada
2. Examen General de Orina

CADA 6 MESES:

3. Biometría hemática completa
4. Química sanguínea
5. Perfil de lípidos
6. Micro albuminuria
7. Vitamina D Total

   Si al realizar los estudios, alguno de ellos nos reporta valores fuera de lo normal, es necesario que su médico le dé el tratamiento adecuado y le repita los estudios al siguiente mes y con la periodicidad que él considere adecuado hasta comprobar que se han normalizado. Su médico debe determinar si alguno de los estudios se debe realizar con más frecuencia, por ejemplo, si tiene anemia, lo indicado es que le den tratamiento y se corrobore el resultado a los dos o tres meses. Si se le detecta infección de vías urinarias, se aconseja dar el tratamiento y repetir el examen general de orina una semana después para comprobar que el proceso infeccioso fue eliminado, ya que una infección persistente puede llegar a lesionar sus riñones.

   Hay estudios de laboratorio especiales, algunos que se recomienda solicitar cada año

8. Depuración de creatinina en orina de 24 horas o filtrado glomerular (se recomienda cada año si se detecta micro albuminuria).
9. Perfil de Tiroides.
10. Antígeno prostático específico en el hombre (se recomienda cada año a partir de los 50 años de edad).

y otros que solo se solicitan cuando el médico lo considera necesario, estos son:

11. Electrolitos séricos
12. Urocultivo, se solicita en caso de persistir infecciones de vías urinarias a pesar de tratamiento con antibióticos.
13. Cultivo de secreciones: son estudios especiales para detectar procesos infecciosos (por ejemplo, cultivo del exudado faríngeo).
14. Antibiogramas: cuando un cultivo de orina o de secreciones, demuestra que hay proceso infeccioso, se realiza el antibiograma, que permite identificar a que antibióticos es sensible y a cuáles es resistente la infección detectada.

Estudios de Gabinete:
Los estudios de gabinete básicos son:

15. Radiografía de tórax.
16. Electrocardiograma en reposo.
17. Ultrasonidos: De mama, abdominal y genital.
18. Papanicolaou en la mujer.
Los estudios de gabinete especiales son:
19. Prueba de esfuerzo.
20. Tomografía axial o resonancia magnética.
21. Mastografía.

¿Cómo se leen y qué significan los resultados de los exámenes de laboratorio y de gabinete?

Es importante que usted aprenda a interpretar los resultados de laboratorio, la mayoría de los estudios puede usted revisarlos para saber si están dentro de lo normal, ya que el laboratorio le reporta el resultado de su estudio y le señala cuales son los valores normales. En algunos casos especiales si detectan anormalidades, se las señalan en un párrafo que dice "observaciones". Usted debe revisar sus estudios y anotar lo que considera que esta fuera de lo normal, así cuando este con su médico le podrá preguntar el significado de sus resultados y el tratamiento que recibirá de ser necesario. Veamos ahora que significan:

¿Qué es la Hemoglobina Glucosilada?

Su importancia en el control de la diabetes
¿De qué me sirve y cómo se interpreta?

Unas células muy importantes que circulan en nuestra sangre son los eritrocitos, los cuales tienen dentro de sus funciones, captar el oxígeno a nivel de nuestros pulmones y transportarlo a las células de nuestro cuerpo. Para ello, los eritrocitos contienen en su interior una proteína denominada hemoglobina, la cual puede transportar 4 moléculas de oxígeno. Cuando por alguna razón la glucosa se eleva en nuestra sangre, la hemoglobina capta moléculas de azúcar para evitar que están generen daño en nuestros tejidos.

Si la elevación de la glucosa es transitoria la molécula de hemoglobina suelta a la glucosa para que esta sea utilizada, de esta manera la hemoglobina regula en pequeña parte la glucosa en sangre; cuando la elevación del azúcar es persistente la unión de la hemoglobina a la glucosa se vuelve permanente, esto es, la molécula ya no puede liberar a la glucosa y por lo tanto el lugar que ocupa la glucosa no puede ser utilizado por el oxígeno, de esta manera, una consecuencia de que la hemoglobina tenga ocupados sus espacios por glucosa, es que disminuye su función de transportar el oxígeno y esto con el tiempo produce lo que llamamos hipoxia tisular en el paciente con diabetes.

A la unión de la hemoglobina del eritrocito con el azúcar es a lo que llamamos: Hemoglobina glucosilada. Como el eritrocito de nuestra sangre vive aproximadamente 120 días, los valores de la hemoglobina glucosilada nos dicen de manera aproximada el promedio de azúcar que se ha tenido durante las 24 horas del día en los últimos dos o tres meses. Esta valiosa información nos permite identificar a los pacientes con mal control, así, por ejemplo, si un paciente que solamente se checa en ayunas tiene valores de 100 a

120 y al determinarle la Hb glucosilada, esta se reporta en 13, quiere decir que el paciente muy probablemente está teniendo elevaciones de azúcar en sangre durante el día, las cuales de acuerdo al valor de la hemoglobina glucosilada son por arriba de 300 mg/dl.

Los valores normales de Hb glucosilada son de 5 a 6, lo que representa que la glucosa promedio en 24 horas normalmente se encuentre entre 100 y 135 mg/dl. En el paciente con diabetes, valores de Hb. glucosilada por debajo de 5 no se recomiendan, pues esto indica un alto riesgo de hipoglucemias. Realmente como en muchas cosas todos los extremos son malos, lo ideal es mantenerse en los valores normales, ni muy altos, ni muy bajos. Se ha demostrado que la disminución de la hemoglobina glucosilada baja el riesgo de enfermedades cardiovasculares como el infarto y la embolia. La prueba de hemoglobina glucosilada debe realizársela usted cada tres meses, y de acuerdo al resultado, se puede inferir que sus cifras promedio de glucosa aproximadas son las siguientes:

NIVELES PROMEDIO DE GLUCOSA DE ACUERDO A HEMOGLOBINA GLUCOSILADA A1c		
Hemoglobina Glucosilada en %	Valor en mg/dl	Valor en mmol/l
4	65	3.5
5	100	5.5
6	135	7.5
7	170	9.5
8	205	11.5
9	240	13.5
10	275	15.5
11	310	17.5
12	345	19.5
13	380	21.5

Usted puede observar en esta gráfica que la elevación de un grado de hemoglobina glucosilada representa aproximadamente la elevación de 35 mg/dl o de 2 mmol/l. de glucosa o azúcar en sangre. Así que solo tiene que recordar que una hemoglobina glucosilada de 5 nos indica que el promedio de glucosa de 24 horas es de 100; si su hemoglobina es más alta, solo súmele 35 mg/dl por cada 1% de hemoglobina.

Es así que, si usted tiene 8 de hemoglobina son 3% más arriba de 5, entonces le suma 105 mg/dl (35 por cada 1%) a 100 y el resultado es que su promedio de glucosa es de 205 mg/dl, lo que significa que está usted en descontrol y requiere modificación de su tratamiento. Si consideramos que los valores para un buen control de la diabetes son de menos de 140 en ayunas y de menos de 180 después de los alimentos, si usted tiene una hemoglobina glucosilada menor de 7 tiene un buen control.

Recordemos que un excelente control se refiere a cifras de glucosa en sangre de 60 a 100 en ayunas y de 80 a 140 después de los alimentos. Si usted tiene una hemoglobina glucosilada de 6, tiene un excelente control de la diabetes, considerando que el objetivo es que se mantenga entre excelente y buen control. Sus objetivos de hemoglobina glucosilada deben ser entre 6 y 7%.

Es importante mencionar que la hemoglobina glucosilada es un excelente indicador del promedio de glucosa que ha tenido una persona en los últimos dos a tres meses, pero que en ciertas ocasiones puede inducirnos a una valoración errónea. Por ejemplo, si una persona está teniendo hipoglucemias frecuentes que coexisten con elevaciones de la glucosa, y por las noches tiene valores de 50 y no se da cuenta porque no se checa, y después de los alimentos está teniendo valores de más de 200, y si el promedio de la glucosa en 24 horas es de 135, la hemoglobina glucosilada que se reportará es de 7, esto puede hacer creer que el paciente está bien controlado, por ello es importante recordar que la Hb glucosilada es un elemento que nos apoya en la valoración del control pero que de ninguna manera sustituye al monitoreo de la glucosa.

El valor interpretativo de la Hb glucosilada está siendo revalorado y se está considerando su uso como diagnóstico de diabetes, pero hay que tomar en cuenta varias consideraciones:

1. Actualmente está tomando mayor importancia el diagnosticar a las personas con prediabetes para poder establecer un tratamiento más oportuno que permita evitar el desarrollo de la diabetes. La mayor parte de los pacientes con prediabetes cursan con valores normales de hemoglobina glucosilada, sobre todo en la fase 1 de la prediabetes, donde las elevaciones de glucosa solo se dan ocasionalmente después de los alimentos.

2. La mayoría de los pacientes que llevan un excelente e incluso un buen control de la diabetes pueden presentar hemoglobinas glucosiladas normales.

3. Las deficiencias de vitamina del grupo B y del ácido fólico, las anemias crónicas, las transfusiones, el paludismo y otras enfermedades, deben tomarse en cuenta, ya que pueden influir en los valores de la hemoglobina glucosilada.

4. La hemoglobina glucosilada puede utilizarse para confirmar el diagnóstico y al mismo tiempo valorar el grado de descontrol de la diabetes en un paciente al que se le ha detectado glucosa elevada.

5. También puede utilizarse en programas de detección, ya que su valor es superior a la determinación de la toma de glucosa en ayunas.

6. Es un valioso e indispensable elemento para la vigilancia del grado de control de la diabetes y es recomendable que todos los pacientes se realicen el estudio cada tres meses.

7. Realmente para saber si una persona tiene diabetes, lo recomendable es que se le cheque la glucosa en ayunas y después de los alimentos, y, por último, se le mida la hemoglobina glucosilada.

1. EXAMEN GENERAL DE ORINA

En el examen general de orina podemos identificar si existe infección de vías urinarias, en cuyo caso se encuentra un aumento de leucocitos, bacterias y células epiteliales, la orina puede reportarse como turbia y fétida. La presencia de esporas, indica infección por hongos, por lo que de acuerdo a los resultados su médico, podría indicarle antibióticos para las bacterias o tratamiento específico para los hongos o ambos; el EGO debe realizarse por lo menos cada 3 meses (o más frecuentemente si hay síntomas o infecciones recurrentes), ya que en caso de una infección que no recibe el tratamiento adecuado puede llegar a afectar los riñones. Además, la infección por si sola puede ser causa del descontrol de la diabetes.

2. BIOMETRÍA HEMÁTICA

Es uno de los estudios que más información nos brinda, está integrada por las Fórmulas Roja y Blanca que nos indican los valores de:

A. Fórmula Roja

Eritrocitos
Hemoglobina
Hematocrito
Plaquetas
Volumen corpuscular medio
Hemoglobina corpuscular media
Concentración de hemoglobina corpuscular
Sedimento globular

B. Fórmula Blanca

Leucocitos
Neutrófilos o segmentados
Eosinófilos

Basófilos
Linfocitos
Monocitos

Los eritrocitos son las células más abundantes de la sangre y su principal función es transportar oxígeno y hierro a todas nuestras células. Contienen en su interior, una proteína llamada hemoglobina que capta el oxígeno de los pulmones y lo transporta a todos los órganos y tejidos del cuerpo para que este lo utilice.

La hemoglobina que está contenida dentro de los eritrocitos, contienen hierro que es lo que le da el color rojo a la sangre y el oxígeno que condiciona que este color rojo sea más intenso, por eso la sangre venosa que es la que ya no lleva oxígeno es de un rojo más oscuro.

El hematocrito es el total de los glóbulos rojos, glóbulos blancos y plaquetas que se encuentran en la sangre. Por ello también se le llama "volumen celular".

La disminución de los eritrocitos, hemoglobina y hematocrito, nos establecen el diagnóstico de anemia, la cual puede ser leve, moderada o severa. Las causas de la anemia pueden darse por una mala alimentación, una mala absorción, por hemorragia y por enfermedades del riñón principalmente, aunque hay muchas causas más. Lo más importante es que el médico le establezca el tratamiento adecuado para corregir esa anemia en lo posible y le explique la causa de la misma.

Por otra parte, la elevación de eritrocitos, hemoglobina y hematocrito, puede darse por trastornos en el intercambio de oxígeno a nivel de los pulmones, lo cual puede encontrarse en enfermedades pulmonares crónicas, enfermedades del corazón, por tabaquismo y también puede darse en forma normal en personas que viven en lugares de gran altitud sobre el nivel del mar.

Las plaquetas, son las células encargadas de la coagulación de la sangre, cuando sus valores están por debajo de lo normal se le conoce como plaquetopenia o trombocitopenia y a mayor disminución mayor riesgo de que el paciente presente hemorragias en cualquier parte de su cuerpo.

Unos signos que pueden alertarle sobre esto, es la formación de moretones sin causa aparente o ante golpes muy leves, el sangrado de encías y la coloración oscura de las heces (que se presenta en caso de sangrado a nivel del tubo digestivo). En estos casos hay tratamientos con medicamentos que le puede indicar su médico y en casos severos puede ser necesario la transfusión de concentrados plaquetarios, de cualquier manera, es importante que su doctor determine la causa de la plaquetopenia.

También puede llegarse a presentar aumento de las plaquetas a lo cual llamamos, trombocitosis y en este caso se incrementa el riesgo de que la persona presente formación de coágulos que pueden desencadenar una trombosis o una embolia. Por ello también es necesario que él especialista le establezca el tratamiento adecuado y le explique las probables causas del incremento de sus plaquetas. Hay otros valores que aparecen en la biometría hemática, que son de utilidad para definir las causas de las anormalidades, estos valores son:

Volumen corpuscular medio: Nos indica el tamaño de los eritrocitos.

Hemoglobina corpuscular media: Nos indica la masa de hemoglobina que contienen los eritrocitos.

Concentración de hemoglobina corpuscular media. Nos muestra el contenido de hemoglobina en los eritrocitos.

Sedimentación globular: Nos indica la velocidad con la que se aglomeran (sedimentan) los eritrocitos. Cuando esta elevada es un dato que nos puede indicar inflamación y/o infección.

La fórmula blanca:

Los leucocitos o glóbulos blancos son células que defienden a nuestro organismo de los agentes extraños como bacterias, virus, sustancias alergénicas, toxinas, etc., y son parte fundamental del sistema inmunológico. Cuando se encuentran aumentados (leucocitosis) nos está indicando que hay un proceso infeccioso y que por ello los leucocitos se incrementan para eliminar las bacterias o los agentes patógenos que están atacando a nuestro cuerpo, también se pueden incrementar en algunos procesos inflamatorios y en el caso de alergias.

La disminución de los leucocitos o leucopenia, nos indica que las defensas del organismo están bajas y que hay un alto riesgo de que el paciente adquiera infecciones y enferme gravemente, hay muchas causas de leucopenia, la cual puede ser leve, moderada o severa. El tratamiento con algunos medicamentos puede ser una causa, las enfermedades como el sida y el cáncer generalmente cursan con leucopenia; en el caso de la diabetes el descontrol de la glucosa aunado a una mala alimentación y a cuadros repetitivos de infecciones puede condicionar una disminución de las defensas con la consecuente leucopenia, así también en enfermedades del hígado, de los riñones, de la autoinmunidad y por toxinas.

Hay diferentes tipos de leucocitos que son:

Neutrófilos o segmentados: Son los encargados de destruir a las bacterias y a los hongos. También aumentan ante procesos inflamatorios.

Eosinófilos: Aumentan en el caso de alergias y en algunas parasitosis.

Basófilos: Aumentan en procesos alérgicos y en reaccione inmunitarias.

Linfocitos: Se dedican a la producción de anticuerpos, aumentan en infecciones virales.

Monocitos: Se transforman en macrófagos que son los encargados de limpiar la sangre al fagocitar (comer o digerir) a las bacterias y a los detritos o restos celulares.

3. QUÍMICA SANGUÍNEA

Se debe solicitar en ayunas, aunque en un caso de urgencia se puede realizar en cualquier momento. Está integrado por los siguientes análisis de su sangre.

Glucosa: Los niveles de glucosa en ayunas en pacientes con buen control de su diabetes, reflejan principalmente la producción de glucosa por el hígado durante la noche. En pacientes con descontrol reflejan la persistencia de hiperglucemia por la imposibilidad del organismo de llevarla a niveles normales. En algunos casos, las bajas de azúcar durante las noches, pueden causar que el hígado al defender al organismo libere un exceso de azúcar, y en la mañana el paciente amanece con la glucosa elevada. Esta es una de las causas por las que en el monitoreo glucémico se recomiendas la medición de la glucosa a las dos o tres de la mañana, ya que de esa manera se descarta que el paciente este teniendo hipoglucemias nocturnas.

Urea, creatinina y nitrógeno ureico: Estas tres proteínas son de gran importancia para evaluar el funcionamiento de los riñones. Recuerde que los riñones se encargan de eliminar los desechos metabólicos del organismo y estos tres elementos prácticamente son desechos o basura que debe ser retirada de nuestro cuerpo. Cuando el riñón empieza a dañarse y disminuye su funcionamiento, no es capaz de eliminar adecuadamente estos desechos, por lo que estos empiezan a aumentar sus concentraciones en la sangre.

Ácido Úrico: El ácido úrico puede llegar a causar una enfermedad llamada hiperuricemia, caracterizada por dolor e inflamación de las articulaciones a la que también se le conoce como "gota" y en cuyo caso debe establecerse tratamiento con plan de alimentación y un medicamento llamado halopurinol. El ácido úrico se eleva en relación a la ingestión de carnes rojas, por ello una medida básica para bajarlo es reducir su consumo.

4. PERFIL DE LÍPIDOS

Este estudio se realiza obteniendo una muestra de su sangre en ayunas, para identificar la cantidad de las diferentes grasas o lípidos. Estos lípidos son: Colesterol total o colesterol malo, los triglicéridos y el colesterol HDL o colesterol bueno. Las LDL y las VLDL son también parte de estos lípidos. Su significado e importancia y el estudio de sus alteraciones lo puede revisar en el Capítulo de Dislipidemias.

5. MICRO ALBUMINURIA

La micro albuminuria es un importante estudio que debe realizarle su médico por lo menos cada 6 meses, ya que es la forma más temprana de detectar si sus riñones se están dañando y de esta manera se puede establecer un tratamiento adecuado para evitar la progresión de la enfermedad de los riñones. Si la micro albuminuria sale positiva, es necesario dar un tratamiento para revertirla, si a pesar del tratamiento no se obtiene el resultado esperado, hay que buscar causas adicionales, pudiendo ser necesario la realización de otro tipo de estudios.

7. Vitamina D Total. La Vitamina D tiene una importante función en el mantenimiento del sistema inmunológico que es el que nos defiende de las enfermedades infecciosas. La pandemia del coronavirus, hizo resaltar más su importancia ya que se demostró que los pacientes con deficiencia de esta vitamina tenían formas más graves y mayor mortalidad por el coronavirus. Por ello es importante realizar mediciones de esta vitamina por lo menoscada seis meses y si se detecta deficiencia dar tratamiento. (su deficiencia se ha observado que es más frecuente en periodos invernales). Las personas con diabetes y deficiencia de vitamina D. Tienen más riesgo de presentar complicaciones ante enfermedades infecciosas, bacterianas o virales. Por lo que al detectarse deficiencia de vitamina D debe darse tratamiento sustitutivo.

ESTUDIOS ESPECIALES

8. Depuración de creatinina en orina de 24 horas: En este estudio el paciente tiene que recolectar todo lo que orine durante 24 horas y llevar esto al laboratorio, para que se determine como está el funcionamiento de los riñones; este estudio se recomienda realizarlo por lo menos cada dos o tres años, si no hay alteraciones, y en caso de que se detecte daño renal, se deberá realizar con la periodicidad que decida su médico.

Filtrado Glomerular: Este estudio se puede realizar en lugar del anterior, ya que también nos dice como se encuentra el funcionamiento de los riñones. Su doctor debe decirle cuál de los dos estudios es el más aconsejable para usted.

9. Perfil de Tiroides. Las hormonas de la Tiroides tienen importantes funciones en el organismo algunas de ellas relacionadas con el metabolismo de la glucosa, ya que incrementan su captación y su utilización y a nivel del hígado incrementan su metabolismo (glucogenólisis). ES por ello que la deficiencia de estas hormonas conocida como hipotiroidismo se asocia con un mayor riesgo de diabetes tipo 2 y con una mayor progresión de prediabetes a diabetes. Así también el hipotiroidismo no tratado puede condicionar descontrol de la diabetes. La recomendación es que las personas con diabetes se realicen el perfil de tiroides por lo menos una vez al año.

10. Antígeno prostático específico en el hombre. El cáncer de próstata es en la actualidad el cáncer más frecuente en los hombres, en sus inicios presenta un aumento del Ag Prostático específico, por lo que se recomienda realizar este estudio cada año a partir de los 50 años de edad, si los valores se encuentran elevados está indicado realizar un ultrasonido de próstata y si es necesario una toma de biopsia. Ya que puede tratarse de una hiperplasia prostática benigna y o de un cáncer de próstata en evolución.

Otros estudios que solo se solicitan cuando el médico lo considera necesario son:

11. Electrolitos séricos. Los electrolitos séricos se solicitan en casos de descontrol metabólico, deshidratación y enfermedades graves, ya que su corrección es vital. Los principales electrolitos son: Sodio (Na), potasio (K), cloro (CL) y magnesio (Mg).

12. Urocultivo, se solicita en caso de persistir infecciones de vías urinarias a pesar de tratamiento con antibióticos.

13. Cultivo de secreciones: son estudios especiales para detectar procesos infecciosos (por ejemplo, cultivo del exudado faríngeo).

14. Antibiogramas: cuando un cultivo de orina o de secreciones, demuestra que hay proceso infeccioso, se realiza el antibiograma, que permite identificar a que antibióticos es sensible y a cuáles es resistente la infección detectada.

15. Tele de tórax para valoración de campos pulmonares y silueta cardiaca: La Tele de tórax se recomienda realizarla por lo menos una vez al año, es un estudio sencillo, económico y que nos da valiosa información sobre los pulmones y el corazón, a través de la tele de tórax podemos detectar: Procesos bronquiales, tumores pulmonares, cardiomegalia y otras alteraciones más.

16. Electrocardiograma en reposo. El electrocardiograma se recomienda realizarlo una vez al año, este nos permite valorar la funcionalidad del corazón y en caso de detectarse anomalías, debe solicitarse la valoración del cardiólogo quien, de ser necesario, recomendara la prueba de esfuerzo que comprueba más a fondo la funcionalidad del corazón.

17. Ultrasonido abdominal y genital: Se recomienda realizar un ultrasonido del área abdominal y genital cada dos o tres años, esto permite identificar las características del hígado, vesícula, vías biliares, páncreas, bazo, vejiga y riñones. En el caso de la mujer la visualización del útero y los ovarios, y en el caso del hombre la visualización de la próstata. A través de este estudio se pueden detectar: Cálculos renales y vesiculares, esteatosis hepática, miomatosis uterina, quistes ováricos, crecimiento de próstata y trastornos del bazo o páncreas, entre otros.

18. Papanicolaou: Este estudio está indicado en mujeres que ya han tenido relaciones sexuales. Se recomienda cada año o cada 6 meses en caso de detectarse problemas infecciosos. Es importante recalcar aquí que, si bien es cierto que lo más importante de este estudio es la detección temprana de cáncer cérvico uterino, en el caso de la diabetes, se ha demostrado que muy frecuentemente hay procesos inflamatorios e infecciones bacterianas y por hongos que se detectan a través del papanicolaou, y que requieren tratamiento pues se han relacionado con descontrol de la diabetes. En la mayoría de los casos se recomienda que el tratamiento también lo reciba la pareja.

Estudios de gabinete especiales:

19. Prueba de esfuerzo.

20. Tomografía axial o resonancia magnética.

21. Mastografía o Ultrasonido de mama: Se recomienda cada año como parte de la detección temprana de cáncer de mama.

Hay otros estudios especiales que pueden llegar a ser necesarios, aquí hemos puesto los más importantes y que con más frecuencia se realizan.

CAPÍTULO VIII

TU MÉDICO Y EL TRATAMIENTO PARA LA DIABETES

Dr. Mario Eduardo Martínez.

Las Valoraciones Médicas

¿Qué médico debe ayudarme a controlar mi diabetes?
¿Con qué frecuencia debo ir a consulta médica?
Las valoraciones médicas especializadas

Si bien esta guía le enseña a llevar el autocontrol de su diabetes siempre es necesario que este siendo asesorado por un médico. Por ello se recomienda que la orientación para el control de la diabetes se la de un médico general o uno familiar, si usted se encuentra en excelente o en buen control de su diabetes; y por el endocrinólogo en caso de que su diabetes se encuentre descontrolada y el médico general o familiar no haya logrado llevarle al excelente o al buen control.

Recuerde que **un excelente control de la diabetes** se refiere a glucosa de 70 a 110 en ayunas y de 80 a 140 después de los alimentos.

Y **un buen control de la diabetes** se refiere a cifras de glucosa de 111 a 139 en ayunas y de 141 a 199 después de los alimentos.

¿Con que frecuencia debo ir al médico?

La frecuencia de la consulta médica depende del grado de control y de la presencia o no de complicaciones o de enfermedades agregadas. En general si usted tiene un excelente o un buen control de la diabetes y no tiene enfermedades agregadas, la recomendación es que su consulta médica sea cada tres meses; como los exámenes de laboratorio en este caso se recomiendan cada seis meses, usted podría acudir a una consulta sin exámenes y a otra con exámenes. Si prefiere realizarse los exámenes cada tres meses para acudir a su consulta siempre con exámenes de laboratorio, mejor aún. Aunque no absolutamente necesario.

Si usted tiene descontrol o enfermedades agregadas también en descontrol, la frecuencia con la que su médico le citara, podrá ser cada mes e incluso cada quince días o cada semana, y si no logra llevarle a un buen control, probablemente le enviara con un endocrinólogo.

¿Qué deben evaluarme en la consulta?

El médico que le atiende, debe tomarle, peso, talla, presión arterial, frecuencia cardiaca y glucosa capilar. En casos especiales pueden requerirse otras mediciones (impedancia bioeléctrica en el caso de obesidad). Usted debe preguntar siempre sobre el motivo de la consulta, si es de rutina porque ya le tocaba la consulta o si es porque se presentó algún problema en su salud (por ejemplo, si es porque se le están hinchando los pies o bien porque inicio con fiebre o con dolor de garganta, etc.)

En este caso el medico deberá examinarle la parte de su cuerpo donde usted refiere la molestia o deberá interrogarle respecto al síntoma que presenta. Por ejemplo, si tiene fiebre le preguntara desde cuando le inicio, cuanto ha tenido de fiebre, si esta se presenta en forma continua o intermitente, si es de predominio nocturno, matutino o vespertino, si se acompaña de otros síntomas, dolor de cuerpo, fatiga muscular, debilidad, etc.,

Es importante que recuerde que debe llevar en todas sus consultas su libreta de monitoreo de su glucosa (azúcar), la cual debe mostrar al médico para que el valore si usted requiere algún ajuste en su tratamiento. También, quien le atiende en consulta, procederá a auscultarle el corazón, a revisarle el abdomen, sus pies y en general a realizarle una exploración física. Al final su médico deberá extenderla la receta correspondiente, solicitarle los exámenes de laboratorio y/o de gabinetes que correspondan y decirle en que tiempo tendrá usted su próxima cita.

En general su doctor debe proporcionarle un teléfono para que usted pueda comunicarse en caso de alguna urgencia o duda respecto a su tratamiento. Recuerde que usted debe hacer uso de esto solo en caso necesario.

Las Valoraciones Médicas Especializadas

Sin duda es de gran importancia para su seguridad la valoración médica especializada para ello su médico general o familiar lo debe enviar por lo menos una vez al año con el especialista.

1. **El Endocrinólogo**
   Usted debe ser valorado por lo menos una vez al año por un especialista en endocrinología, que es el médico que se ha especializado en el tratamiento de la diabetes. El deberá determinar si el tratamiento que está llevando es el adecuado y realizara los ajustes correspondientes, posterior a lo cual le regresara con su médico general o familiar para que continué su control.

   En casos complicados o de difícil control, el endocrinólogo es el que se debe hacer cargo del control de su diabetes.

2. **El Oftalmólogo**
   Es de gran importancia que por lo menos una vez al año su médico le canalice con el oftalmólogo para que este le realice la valoración especializada y el examen de fondo de ojo, que nos permite detectar en forma temprana si existen alteraciones

oculares que puedan poner en peligro su vista, y si es así que se establezca el tratamiento adecuado para ello. Recuerde que, aunque usted vea bien, por dentro puede estarse generando un daño que no le da ningún síntoma y que la pérdida de la visión se puede dar en forma abrupta, por ejemplo, en el caso de una hemorragia. No se confié. . . no pierda de vista su cita con el oftalmólogo.

3. **El Cardiólogo**
El infarto al miocardio es una de las principales causas de muerte en los pacientes diabéticos, si se detecta en forma temprana alguna alteración en la función del corazón pueden establecerse medidas preventivas para disminuir el riesgo de que le dé un infarto, por ello recuerde que por lo menos una vez al año debe ser valorado por el Cardiólogo quien le tomara un electrocardiograma en reposo e incluso si lo considera necesario le realizara una prueba de esfuerzo. Así es que. . . de todo corazón. . . no falte.

Hay otras valoraciones médicas especializadas que pueden llegar a ser necesarias, aquí hemos puesto las más importantes y que con más frecuencia se realizan.

EL TRATAMIENTO DE LAS PERSONAS DULCES

Los cinco puntos cardinales del tratamiento
En la actualidad el tratamiento de la diabetes se basa en cinco puntos cardinales, cada uno de ellos de gran importancia, en los siguientes capítulos los conocerá y aprenderá a manejarlos para alcanzar el adecuado control de su diabetes.
Los cinco puntos cardinales de la diabetes son:

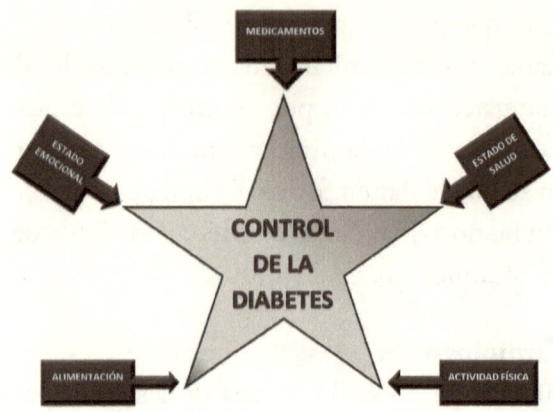

1. **Alimentación:** La disminución en la ingesta de alimentos altos en calorías y/o carbohidratos, disminuye los niveles de glucosa en sangre. El aumento de su ingesta aumenta la glucosa.

2. **Actividad Física:** Si se realiza más actividad física, se consumen más calorías y disminuye la glucosa en sangre. Si se realiza menos actividad física, aumenta la glucosa.

3. **Estado emocional:** La ansiedad, la angustia y depresión aumentan los niveles de glucosa en sangre. La tranquilidad, la relajación y el optimismo disminuyen la glucosa.

4. **Estado de Salud:** El mal control de enfermedades agregadas y de complicaciones de la diabetes y las infecciones aumentan la glucosa en sangre. El buen control de las mismas disminuye la glucosa.

5. **Medicamentos:** Si se descartan los puntos anteriores como causa de descontrol de la diabetes, se deben realizar ajustes en las dosis y tipos de medicamentos que se estén tomando.

Cada uno de estos puntos tiene sus particularidades en la diabetes, como ejemplo le hablaremos de la pirámide alimentación.

¿Qué es una pirámide de alimentación?

Las pirámides de alimentación son una forma de ejemplificar en forma sencilla que alimentos deben consumir en mayor y en menor cantidad para mantenerte sano, para ello se colocan en la base de la pirámide a los alimentos que consumes con más frecuencia y en la cúspide a los que debes consumir con menor frecuencia. Sin embargo, la mayoría de las pirámides están realizadas en forma general cuando en realidad deben variar dependiendo de la edad, del estilo de vida, de los hábitos y costumbre y del estado de salud de cada persona.

Por ejemplo, un bebé de un mes, no tiene en su pirámide carne, ni harinas o pastas, ya que solamente toma leche:

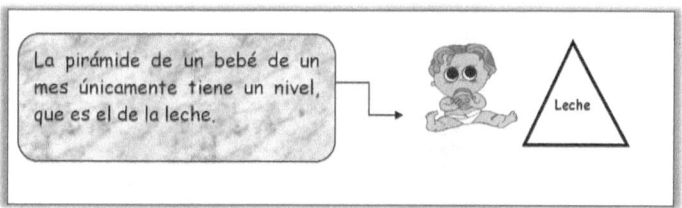

Además, las pirámides también son diferentes dependiendo de las costumbres de cada familia. Hay personas que consumen más productos integrales que son los que contienen más fibra y hay quienes no los acostumbran, hay los que prefieren comer pan y otros que gustan más de las tortillas. Algunas familias toman café y otras no; algunas casi no comen carne y otras las consumen diariamente. De esta manera, la pirámide de alimentación puede ser muy diferente en cada hogar, lo importante es que sea una forma sana de comer.

En el caso de que la persona tenga alguna enfermedad, su pirámide debe ajustarse a ello, es decir, si es un individuo con presión alta, se le recomienda que evite el consumo de sal. A una persona con ácido úrico elevado, se le debe disminuir o evitar el consumo de carnes rojas. Alguien con colesterol alto, debe tratar de consumir solo aceites vegetales y en forma moderada y no debe consumir alimentos fritos.

En el caso de las personas dulces, su pirámide, no debe tener alimentos que contengan azúcar y, si tienen alguna enfermedad agregada, deberán adecuarlas a las mismas. Por ejemplo, si además de diabetes tienen colesterol alto, debe hacer lo que señalamos en el párrafo anterior. Una propuesta de pirámide en diabetes es la siguiente:

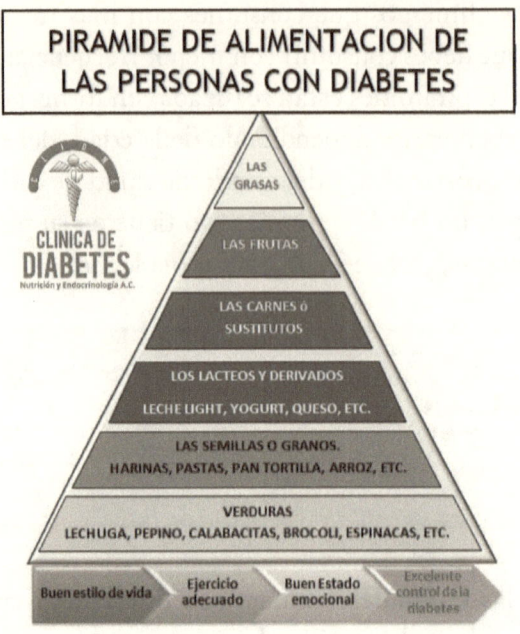

PIRAMIDE DE ALIMENTACION DE
LAS PERSONAS CON DIABETES

CLINICA DE
DIABETES
Nutrición y Endocrinología A.C.

LAS
GRASAS

LAS FRUTAS

LAS CARNES ó
SUSTITUTOS

LOS LACTEOS Y DERIVADOS
LECHE LIGHT, YOGURT, QUESO, ETC.

LAS SEMILLAS O GRANOS.
HARINAS, PASTAS, PAN TORTILLA, ARROZ, ETC.

VERDURAS
LECHUGA, PEPINO, CALABACITAS, BROCOLI, ESPINACAS, ETC.

Buen estilo de vida   Ejercicio adecuado   Buen Estado emocional   Excelente control de la diabetes

Esta pirámide es la que generalmente deberían llevar las personas con diabetes y no hay que olvidar que puede ser diferente de acuerdo a sus gustos y costumbres. Así, por ejemplo, si usted es vegetariano, simplemente elimine la carne de su pirámide, pero no olvide que tiene que consumir alimentos que la sustituyan. En la base de la pirámide, se puede observar que, un buen estilo de vida, la práctica del ejercicio en forma adecuada y el aprender a controlar los estados emocionales positivamente, son de gran importancia para alcanzar el buen control de la diabetes.

Como puede ver, las verduras deben comerse en forma generosa, las semillas, granos, harinas y pastas también, todos los días, aunque en menor cantidad; los lácteos y derivados también deben ser de consumo diario, las carnes o sustitutos deben consumirse moderadamente, las frutas poco y las grasas en forma mínima. En las próximas páginas aprenderá a comer sanamente de una forma práctica y sencilla. Esta pirámide de alimentación de las personas dulce le beneficiaria llevarla a cualquier adulto, ya que no les haría daño dejar de comer azúcar y productos elaborados con ella, y en el caso de los niños le ponemos como ejemplo la pirámide Coubertin para niños de 6 a 11 años de edad. Note las diferencias.

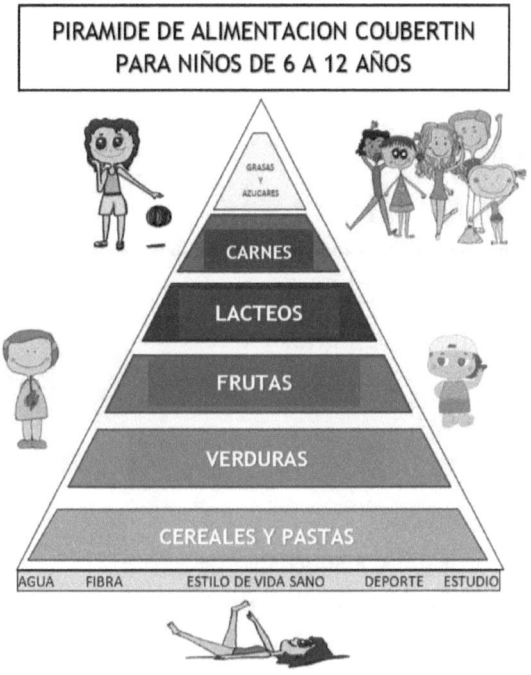

CAPÍTULO IX

ALIMENTACIÓN, ACTIVIDAD FÍSICA Y ESTILO DE VIDA

Lilia Pavlova Martínez

El Plan de Alimentación
Una alimentación sana y a su gusto
Sin contar calorías y sin pesar los alimentos
¿Las dietas para diabético ya no existen?

El plan de alimentación es uno de los pilares del tratamiento de la diabetes y es la principal causa de descontrol cuando no se lleva adecuadamente, lo cual es muy frecuente cuando se establece la "dieta para diabético", en ésta el paciente tiene que contar las calorías, medir y pesar sus alimentos, y basarse en una serie de menús que no toman en cuenta sus gustos, hábitos y costumbres de alimentación, lo que hace que sea muy difícil de realizarse.

Un día les dijeron a los médicos que tenían que acabar con la diabetes, pero ellos entendieron mal y pensaron que tenían que acabar con las personas con diabetes y entonces inventaron las "dietas para diabéticos"

En la actualidad ya no se deben utilizar los conteos calóricos, ni pesarse o medirse los alimentos; ahora lo que se debe hacer es establecer un plan de sana alimentación adecuada al paciente y proyectada hacia su familia. Un paciente con diabetes debe poder comer de todo y lo único que debe evitar es el consumo de azúcares refinados y de alimentos preparados con ellos.

Sí para vivir he de comer varias veces todos los días. . .
Lo mejor será que aprende a comer

Los alimentos nos dan energía para realizar nuestras actividades diarias y mantenernos sanos, el no comer lo que necesitamos o el comer de más nos puede enfermar, el aprender los conceptos básicos de una sana alimentación le beneficiara a usted y a su familia por toda la vida, empiece por saber qué contienen y cómo se clasifican los alimentos.

Los alimentos contienen cinco nutrientes y dos elementos esenciales que son

- ✓ Carbohidratos
- ✓ Proteínas
- ✓ Grasas
- ✓ vitaminas
- ✓ Minerales

Elementos esenciales: Agua y Fibra
Los alimentos se clasifican en seis grupos, que son

- ✓ Frutas
- ✓ Verduras
- ✓ Semillas o granos
- ✓ Lácteos y derivados
- ✓ Carnes y sustitutos
- ✓ Grasas

Las características de una alimentación sana es que sea

- ✓ Completa
- ✓ Balanceada
- ✓ Variada
- ✓ Adecuada
- ✓ Higiénica

Completa: se refiere a que debemos comer de los seis grupos de alimentos todos los días.

Balanceada: Significa que debemos consumir aproximadamente un 55% de carbohidratos, 30% de lípidos y 15% de proteínas y las vitaminas, minerales, agua y fibra que necesite nuestro organismo de acuerdo a nuestra edad y actividades que realizamos.

Variada: Es que no debemos comer siempre lo mismo, esto es, nuestra alimentación modificarse todos los días para que no se vuelva monótona y aburrida.

Adecuada: La alimentación debe ser adecuada a nuestra persona, esto quiere decir que debe establecerse de acuerdo a nuestros gustos, hábitos y costumbres. Así como a la presencia de enfermedades.

Higiénica: Los alimentos deben ser preparados y consumidos con higiene para evitar que nos enfermemos con bacterias, toxinas y otros contaminantes que pudieran contener.

La cantidad de alimentos que se debe consumir es diferente para cada persona porque depende de la edad, peso, estatura y grado de actividad física; mientras más energía gaste un individuo, más energía debe consumir. Recuerde que esa energía la obtenemos de los alimentos, por ello es importante comer bien para sentirnos bien durante todo el día.

¿Por qué ya no deben usarse las dietas con conteo de calorías?

Antes la alimentación se establecía en calorías y al paciente le daban una hoja con el conteo. Por ejemplo, para una dieta de 1800 calorías, la persona tenía que pesar y medir, así como aprender el número de calorías por gramo o por mililitro de un gran número de alimentos, por lo que incluso, le daban también una tabla de equivalentes. En general esto resultaba muy complicado para el paciente, quien terminaba abandonando la dieta. Por eso ya no se deben usar, además porque las necesidades de calorías dependen del gasto de energía que realiza cada ser humano, esto incluso puede variar de un día a otro.

Lo anterior significa que, si usted de lunes a viernes está el mayor tiempo del día sentad@ por el trabajo, y los fines de semana está más activo, necesitara más calorías en esos días. De la misma forma, si usted va a clases de baile tres días a la semana, también su gasto calórico será diferente; si el clima es frío, usted gastara más calorías que si es templado; las mujeres deben considerar que, dependiendo de la etapa de su periodo menstrual, tendrán diferente gasto calórico. Si viaja, hace deporte, duerme más, etc. su gasto calórico variará, de tal suerte que un día puede necesitar 2300 calorías, otro día 1800 y al siguiente 2100.

Para facilitarle el aprender a comer sanamente y favorecer el control de su diabetes, presión, colesterol, triglicéridos y ácido úrico, tenemos para usted las "bases para una sana alimentación", que se complementan con recomendaciones y ejemplos que puede revisar en las siguientes páginas.

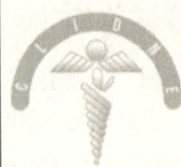

Clínica de Diabetes, Nutrición y Endocrinología

Dr. Mario Eduardo Martínez Sánchez

Endocrinólogo y Nutriólogo

Diabetes, Obesidad, Tiroides, Hipertensión y enfermedades endocrinas

U.R.S.E   H.E.C.M.R.   U.N.A.M.   I.P.N.

Cedula Profesional: 1298689

BASES PARA UNA SANA ALIMENTACIÓN

Actualmente aprender a comer sanamente es muy fácil, para ello dividimos los alimentos en cuatro grupos de acuerdo a si usted los puede consumir en forma: Libre, Moderada, Personalizada o limitada.

ALIMENTOS DE CONSUMO LIBRE

Los llamamos así porque los puede comer con toda libertad y diariamente, ya que son fáciles de digerir y contienen muchos nutrientes; fibra, vitaminas y minerales, además de que no le elevan azúcar, presión, triglicéridos, colesterol ni ácido úrico.

Líquidos: (sin azúcar) Agua natural, de limón, de Jamaica, de tamarindo, de pepino, leche light o semidescremada, yogurt light sin fruta, avena natural, te de manzanilla, de hierba buena, te limón. Caldos de pollo, de pescado, de res, de frijol.

Verduras: Lechuga, tomate rojo, tomate verde (miltomate) aguacate, pepino, ejotes, ajo, cebolla, espinacas, acelgas, calabacitas, verdolagas, champiñones, guías, col, espárragos, coliflor, nopales, etc.

Carnes: pescado, pollo, pavo (sin piel).

Varios: Requesón, clara de huevo, productos de soya; chorizo de soya, carne de soya etc. Nueces, almendras, pistaches, cacahuates asados.

Cualquier guisado que contenga estos alimentos y que se prepare con poco aceite o sin él.

ALIMENTOS DE CONSUMO MODERADO

Como su nombre lo dice los debe comer en forma moderada ya que son difíciles de digerir, contienen muchas grasas, son irritantes, contienen conservadores o son menos saludables y al comerse en exceso pueden elevar Colesterol, Triglicéridos, ácido úrico y presión arterial. Estos alimentos son:

Líquidos: Leche entera, café normal o descafeinado, agua mineral, refrescos light (sin calorías).

Verduras: Zanahoria y chayote.

Carnes: Carne de res, cerdo, borrego y chivo, Jamón y salchicha de pavo.

Varios: Huevos, aceite de oliva, girasol, maíz o soya. Mariscos como: pulpo, camarones, ostiones, caracoles, calamares, etc. Productos light sin calorías y sin harinas como: dulces, chicles y chocolates. Endulzantes no calóricos; splenda, canderel, stevia y otros.

Recuerde que estas son solamente las bases para una sana alimentación y le servirán para construir la suya ya que cada persona es diferente en sus necesidades, gustos y hábitos.

Las Rosas 412-A, interior 8. Colonia Reforma. Tel. 951-688-5218 email: diabetologo@hotmail.com

Estas bases para una sana alimentación se elaboraron tomando en cuenta las recomendaciones internacionales 2021 y las del Libro Realidad de la Diabetes 2021. Editorial Palibrio. USA. Dr. Mario Eduardo Martinez Sánchez. © Derechos Reservados

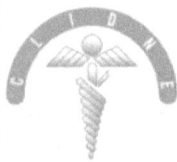

Clínica de Diabetes, Nutrición y Endocrinología

Dr. Mario Eduardo Martínez Sánchez

Endocrinólogo y Nutriólogo
Diabetes, Obesidad, Tiroides, Hipertensión y enfermedades endocrinas
U.R.S.E   H.E.C.M.R.   U.N.A.M.   I.P.N.

Cedula Profesional: 1298689

ALIMENTOS DE CONSUMO PERSONALIZADO

Los llamamos así porque contienen muchas calorías y su consumo debe ser equilibrado con nuestras necesidades de calorías. Así si un día gastamos más calorías porque hacemos más ejercicio es recomendable comer más de estos alimentos y si un día no realizamos ejercicio debemos comer menos de ellos. El comer más de los que necesitamos puede descontrolar su diabetes.

Líquidos: agua de frutas; melón, sandía, papaya, guayaba etc. Yogurt de frutas, atole de maíz.

Verduras: papa, camote, betabel.

Harinas y pastas: pan blanco, integral o tostado, tortilla de maíz o de trigo, sopas de pasta, alimentos preparados con harinas, maíz o trigo.

Frutas: plátano, melón, sandía, guayaba, papaya, manzana, pera, fresa, naranja, etc.

Varios: arroz, frijol, chícharo, garbanzo, lenteja. Productos light que contienen harinas como galletas, hot cakes o que contienen fruta como la mermelada light.

En este grupo de alimentos una ración es aproximadamente igual a: 2 tortillas chicas, una tortilla mediana, 2 rebanadas de pan de caja; blanco, integral o tostado, un bolillo chico, medio bolillo mediano, una fruta mediana, un plato chico de frutas, una papa mediana, un plato chico de arroz, de lentejas, de sopa de pasta, de frijoles, Una taza de atole de maíz, el agua que se prepare con una ración de fruta, un hot dog, media hamburguesa mediana, una rebanada mediana de pizza.

ALIMENTOS DE CONSUMO LIMITADO

Son aquellos que tienen poco o nulo valor nutricional o que contienen azucares o grasas en exceso, por lo que deben consumirse en forma limitada o evitarse, estos son:

Azúcar y productos elaborados con ella como: dulces, chicles, chocolate, pastel, helado, miel, panela y piloncillo. Chorizo, queso de puerco, vísceras, sesos, jugos de frutas, zanahoria y betabel, pescado salado, alimentos muy condimentados, picosos o grasosos, embutidos de res o de cerdo, aceite de coco y manteca de cerdo.

SUGERENCIAS: Elabore su propio menú pasando los alimentos que no le gusten o que le hagan daño al grupo de limitados, escriba su propia lista de libres, moderados, personalizados y limitados anotando los nombres específicos de los platillos que acostumbran en su casa, por ejemplo: chiles rellenos y salsa de chicharrón en moderados, caldo de guías y pechugas de pollo gratinadas con queso panela en libres, de esta manera su plan siempre será de su agrado.

Las Rosas 412-A, interior 8. Colonia Reforma. Tel. 951-688-5218 email: diabetologo@hotmail.com

Estas bases para una sana alimentación se elaboraron tomando en cuenta las recomendaciones internacionales 2021 y las del Libro Realidad de la Diabetes 2021. Editorial Palibrio. USA.   Dr. Mario Eduardo Martínez Sánchez.   © Derechos Reservados

¿Por qué puedo comer lo que quiera de los alimentos libres?

Los alimentos libres los podemos comer con libertad sin que perjudiquen nuestra salud, porque en general contienen menos calorías, son ricos en fibra, vitaminas o minerales y son fáciles de digerir. Si usted o alguno de sus familiares quiere comer mucha lechuga todos los días, no se preocupe, esto no provocará que le suba el azúcar o el colesterol; por comer lechuga no subirá de peso o le aumentará la presión; así también, si quiere tomar mucha agua natural o comer filete de pescado o pechuga de pollo varias veces a la semana, tampoco le subirá el azúcar, ni la presión o el colesterol. Es así que, una persona con diabetes puede comer dentro de lo razonable, la cantidad que guste de los alimentos libres.

¿Qué pasa si como alimentos moderados en exceso?

Los alimentos moderados son aquellos que si los comemos en exceso pueden perjudicar nuestra salud porque en general tienen un contenido más alto en grasas, son más difíciles de digerir o nos pueden elevar la presión, el ácido úrico, entre otras cosas. Por ejemplo, si una persona consume carnes rojas, todos los días en abundancia, con el tiempo puede aumentarle el ácido úrico, la presión arterial y el colesterol. También, si una persona consume aceites en exceso o alimentos fritos, le puede subir el colesterol, o si come cosas muy condimentadas o picosas, se puede elevar la presión arterial y además desarrollar gastritis o colitis.

¿La carne de cerdo hace daño a las personas con diabetes?

Antes, se prohibía a los pacientes con diabetes comer carne de cerdo, en la actualidad no es así, usted puede comer carne de cerdo y de res, chivo o borrego dos o tres veces a la semana, solo consúmalas en poca cantidad. En algunos casos, si el paciente tiene problemas con el ácido úrico, colesterol, hipertensión o daño en los riñones, su médico le puede restringir el consumo de las carnes rojas por estos problemas agregados, mas no por la diabetes en sí.

Tampoco tiene que comer todo asado o hervido; si usted come guisados que requieren aceites en su preparación, solo consúmalos en poca cantidad. Hay que recordar que estamos hablando de un plan de alimentación en forma general el cual se debe adecuar a cada persona, por ejemplo, si usted ya tiene problemas con el ácido úrico, lo ideal es evitar el consumo de carnes rojas o consumirlas solo una vez a la semana.

¿Los alimentos de consumo personalizado pueden descontrolar mi diabetes?

Los alimentos de consumo personalizado son los que tienen más carbohidratos o azúcares y que, por lo tanto, se deben comer de acuerdo a las necesidades de calorías que tiene cada persona. En este grupo están: Harinas, pastas, frutas y algunas semillas como el arroz, frijoles y lentejas. En el caso de que usted consuma más tortillas de las que requiere su organismo, esto le puede producir un aumento de la glucosa y de los triglicéridos, además de que se favorecerá el aumento de peso. Las cantidades se van determinando en forma personal de una manera simple. Por ejemplo: Si usted come cuatro tortillas al día y con eso se mantiene el control de su diabetes, esa es la cantidad recomendable que debe consumir.

En general el plan se establece tomando en cuenta las bases de una alimentación normal. Lo recomendable es que una persona consuma dos tortillas chicas en el desayuno y cuatro en la comida, pero si realiza una actividad física intensa, probablemente requiera comer más tortillas o si es sedentario tal vez deban ser menos. Ponga atención en lo siguiente: una persona que tiene un trabajo muy pesado como la albañilería, probablemente necesite comerse cuatro tortillas en el desayuno y seis en la comida, y una persona que tiene un trabajo de oficina, tal vez solo debe comer una tortilla en el desayuno y dos en la comida.

Una alimentación a su gusto y al de su familia:

Además de que ya no tiene que contar las calorías, ni pesar los alimentos, usted puede escoger lo que le guste y prohibirse lo que no le guste, esto quiere decir que, si no le gusta el brócoli, no lo debe comer y anótelo en su lista de alimentos evitables; si le encanta comer lechuga, anote en su plan de alimentación: "Comer lechuga en forma generosa todos los días". De esta manera la alimentación que se establece es su gusto. Y si un día prueba el brócoli y entonces le agrada, lo quita de prohibido y lo empieza a comer en la cantidad que prefiera, así pues, su plan de alimentación es dinámico y le permite ir agregando o quitando alimentos.

En relación a lo anterior, recuerdo una anécdota curiosa que quiero compartirle. Un día le establecí su plan de alimentación a un paciente que me había mandado un médico para que le ajustara su tratamiento, dentro de lo que no le gustaba le prohibí la lechuga, el brócoli y la cebolla. Dos meses después, el mismo médico me vuelve a enviar a otro paciente y me anota en la receta, que para adelantar ya le había prohibido al paciente la lechuga, el brócoli y la cebolla; naturalmente me comunique con el de inmediato para explicarle que la alimentación de cada persona es diferente y que se debe establecer de acuerdo a sus gustos y costumbres. En la diabetes, ya no deben existir los alimentos prohibidos, le explique, con excepción de los azúcares refinados y los alimentos que no le gustan al paciente.

Para facilitar el entendimiento de este plan de alimentación, usted puede empezar por ejemplo por comerse cinco raciones de este grupo al día, dos raciones en el desayuno, dos en la comida y uno en la cena. Observe lo siguiente:

- **Desayuno:**

De libre y moderado: Huevos con jamón, café con leche ensalada de lechuga con tomate y aguacate.

De personalizado: Dos tortillas chicas y un plato chico de frutas (dos raciones).

- **Comida:**

De libre y moderado: Caldo de pollo, pechugas gratinadas con queso y agua de Jamaica endulzada con sustitutos del azúcar.

De personalizado: Cuatro tortillas chicas (dos raciones).

- **Cena:**

De libre y moderado: Café con leche, queso asado con ensalada de lechuga y tomate.
Personalizado: Dos rebanadas de pan tostado (una ración).

Recuerde. Usted puede consumir alimentos entre comidas a modo de colaciones, de preferencia alimentos del grupo de libre o de moderado y en caso necesario del grupo de racionados. El ejemplo anterior es un plan de alimentación con cinco raciones al día del grupo de alimentos personalizados, si en su monitoreo glucémico con estas raciones se tiene controlada la diabetes, entonces deben seguirse consumiendo cinco raciones al día.

¿Y cuando hago ejercicio, debo comer lo mismo?

En el caso de que usted tenga clases de baile los lunes miércoles y viernes, la clase dure una hora, lo más aconsejable, es que aumente una ración al día por cada media hora efectiva de ejercicio. Si los sábados y domingos sale a caminar más tiempo del que acostumbra entre semana, también puede aumentar una ración al día, de esta manera su esquema de raciones puede quedar de la siguiente manera:

Lunes, miércoles y viernes: Siete raciones al día.
Martes y jueves: Cinco raciones al día.
Sábados y domingos: Seis raciones al día.

¿Cómo saber si un alimento me sube el azúcar?

Usted puede comprobar el efecto de los alimentos en el momento que quiera, por ejemplo, si le dijeron que la fruta es un alimento que no le perjudica, compruébelo. Chéquese su azúcar en ayunas, desayune un vaso grande de jugo de papaya, un platón de fruta con granola y miel, chéquese su azúcar 30 minutos y una hora después de haber terminado de desayunar, lo más probable es que su azúcar se haya elevado por la ingesta de las frutas. Recuerde que esto lo puede hacer con cualquier alimento, resuelva sus dudas; quiere saber si las costillas de cerdo en salsa le suben el azúcar, cómalas y chéquese el azúcar una y dos horas después de comerlas, si nota que le sube el azúcar con este alimento, trate de evitarlo y si observa que no le sube, disfrute su comida.

¿Qué más debo saber para llevar una sana alimentación?

Lo normal para un adulto es que realice tres comidas al día, aunque en algunas edades o situaciones especiales debe comerse con más frecuencia. Por ejemplo, los niños, los deportistas y las mujeres embarazadas, deben comer cuatro o cinco veces al día porque su gasto de energía es más elevado. Las verduras son una rica fuente de fibra, minerales y vitaminas, también tienen glucosa, aunque en mínima cantidad, son alimentos muy benéficos para su salud, por ello los debe comer todos los días, incluyendo un poco en el almuerzo y una buena cantidad en la comida. Es mejor comer la fruta completa y no en jugo, de esta manera las frutas nos dan vitaminas, minerales, fibra y fructosa. "La fruta se come no se bebe".

La leche es un excelente alimento con un alto valor nutricional, consúmala diariamente de preferencia light o semidescremada, si le hace daño, pruebe con la leche deslactosada y si no le gusta, consuma algún derivado como el yogurt natural o sustitúyala por leche de soya. De los derivados de la leche la crema y la mantequilla concentran las grasas, evítelas o consúmalas solo ocasionalmente y en cantidad mínima. El queso es buen estimulante de la digestión y facilita la

REALIDAD DE LA DIABETES

asimilación de grasas y carbohidratos, recuerde consumir queso fresco y no salado. Los quesos añejos y salados pueden aumentarle su presión arterial, evítelos o cómalos ocasionalmente.

Las carnes blancas son: el pollo, pavo y pescado, éstas en general tienen proteínas de alta calidad y pocas grasas, son fáciles de masticar y digerir. Se recomienda comerlas cuatro o cinco veces a la semana de preferencia acompañadas con vegetales. Las carnes rojas, cerdo, res, chivo y borrego, en general tienen más grasas y son más difíciles de digerir, consúmalas solo una o dos veces a la semana, recuerde que esto puede ser diferente en algunas personas, incluso hay quienes no comen carne, pero deben sustituirla por ejemplo con productos elaborados con soya.

Las grasas son nutrientes muy importantes en nuestra alimentación, ya que son la principal forma en que nuestro cuerpo almacena la energía. Por eso debemos consumirlas, pero siempre cuidándonos para no excedernos, ya que pueden producir enfermedades en el corazón y las arterias, por eso trate de comer alimentos que tengan poca grasa, prefiera la carne sin "gordito" y recuerde que es mejor comer alimentos asados que fritos. Un buen hábito de alimentación es usar aceite de olivo en ensaladas de vegetales como condimento, así como consumir pescado, el cual contiene aceites omegas 3, todo esto es benéfico para su salud. Trate de utilizar aceites vegetales como los de: oliva, soya, maíz y girasol.

¿Los alimentos chatarra perjudican a las personas dulces?

Los alimentos que tienen muy poco o ningún valor nutritivo y que pueden tener un alto valor calórico, los llamamos alimentos chatarra y se recomienda evitarlos en lo posible ya que su consumo en exceso puede provocar daños a la salud. Por ejemplo, los refrescos azucarados tienen un escaso valor nutritivo, pues solo contienen exceso de azúcar, además la mayoría de ellos están "gasificados" lo que puede provocar trastornos gastrointestinales. Los refrescos son una causa frecuente de descontrol de la diabetes, por eso **evítelos.** Otro alimento chatarra son las frituras, las cuales están hechas a base de harinas, estas son freídas en aceites, el exceso de calorías que proporcionan a través de las grasas que contienen y el alto nivel de colesterol en ellas pueden dañar su salud, mejor **no las consuma**.

Seguramente ha escuchado que, a las hamburguesas, hot dogs y pizzas los llaman alimentos chatarra, en realidad si las comiera ocasionalmente y en poca cantidad, no perjudicarían su salud, el problema es que habitualmente cuando las personas consumen estos alimentos los acompañan de papas fritas y de refrescos azucarados, por lo que la combinación hace que se le considere una comida chatarra. El aumento en el consumo de estas combinaciones ha provocado que exista más obesidad, diabetes y enfermedades del corazón en las personas. Lo que se recomienda es que se sustituyan las papas fritas y el refresco por ensalada de verduras y agua natural u otra bebida no azucarada. Para terminar el Capítulo de Alimentación, lea y siga lo siguiente:

20 CONSEJOS PARA UNA SANA ALIMENTACIÓN

1. La alimentación es un acto familiar y social que realizamos todos los días de nuestra vida, aprender a comer y a disfrutar estos momentos nos da gran parte de la felicidad y la salud que queremos para nosotros y nuestra familia. Establecer un plan de alimentación sano es un proceso que se realiza en forma paulatina y que debe involucrar a toda la familia.
2. Consuma agua natural e incluya verduras en forma generosa por lo menos dos veces al día.
3. Consuma pescado por lo menos dos veces a la semana (si, es más, mejor)
4. Consuma preferentemente alimentos integrales ya que contienen más fibra. Si no le agrada el sabor no los consuma y busque otra fuente de fibra, como por ejemplo las verduras.
5. Incluya todos los días granos o semillas: arroz, fríjol, lentejas, maíz, nueces, cacahuates, etc.

6. Mastique bien los alimentos, coma sin prisas, disfrute y saboréelos.

7. Conviva durante las comidas, comentando situaciones o eventos agradables de su trabajo o familia.

8. Coma lo suficiente, hasta quedar satisfecho, no lleno.

9. Por lo menos un día a la semana no consuma carnes.

10. Después de cada alimento, realice alguna actividad ligera por cinco o diez minutos para facilitar su digestión.

11. La cena debe ser ligera, y no debe acostarse a dormir inmediatamente.

12. Evite los refrescos embotellados y bebidas gasificadas, su alto contenido de azúcares interfiere negativamente con la nutrición y descontrola la diabetes, la gasificación produce gastritis, colitis y otras alteraciones a largo plazo.

13. Los alimentos chatarra no se prohíben, solo deben consumirse ocasionalmente y en mínima cantidad.

14. Evite alimentos fritos y guisados muy grasosos, condimentados o picosos.

15. No agregue azúcar a los alimentos ni a las aguas de frutas, y si utiliza endulzantes no calóricos hágalo en mínima cantidad; puede usarlos en lo que se acostumbra a consumirlos en su forma natural, con el paso del tiempo disfrutara el sabor de las cosas sin azúcar.

16. Seleccione las partes del pollo o el pavo con menor cantidad de grasa y no consuma la piel.

17. Es mejor que no la vea televisión mientras come, podría comer de más sin darse cuenta, además esta distracción interfiere en la relación familiar.

18. Evite en lo posible los alimentos enlatados y las comidas "rápidas".

19. Trate de mantener un mismo horario para las comidas, comer tres veces al día y de ser posible comer en familia. Recuerde que lo normal para un adulto, es que realice tres comidas, aunque en algunas edades o situaciones especiales debe comerse con más frecuencia. Por ejemplo, los niños, los deportistas y las

mujeres embarazadas deben comer 4 o 5 veces al día porque su gasto de energía es más elevado.

20. Si todos los días de su vida debe comer, aprenda a llevar una sana alimentación y disfrute el placer de la misma.

LA ACTIVIDAD FÍSICA

Beneficios de la actividad física
Guía práctica para realizar ejercicio

El ejercicio

El Ejercicio es uno de los puntos cardinales más importantes en el tratamiento de la diabetes, se ha demostrado que aproximadamente el 80% de las personas que están iniciando con diabetes se podrían controlar sin medicamentos si llevaran una buena alimentación y un programa adecuado de ejercicio; así como aquellos que ya están tomando medicamentos podrían requerir menos e incluso llegar a suspenderlos. El aprender a hacer ejercicio puede permitirle alcanzar un excelente control y evitar las complicaciones, Continúe leyendo y siga las indicaciones para que ese ejercicio sea adecuado y benéfico para usted.

Realice ejercicio para descansar, no para cansarse

Efectivamente, un buen ejercicio es aquél que le tonifica, que estimula la circulación y que hace más efectiva la función del corazón; un ejercicio que agota y que hace sentir mal, puede perjudicarlo en vez de ayudarlo, realizar ejercicio debe ser algo para descansar, para disfrutarlo, relajarnos y liberarnos del estrés. Si usted hace ejercicio adecuadamente mejorara el control de su azúcar. Cuando un paciente va al médico y este le indica que "tiene que hacer ejercicio" el primer error es sentirse obligado. Más bien debe aprender que función tiene el ejercicio en su cuerpo y que beneficios obtendrá al practicarlo.

Cuando realiza ejercicio su corazón empieza a latir con más fuerza y rapidez enviando la sangre con más efectividad a todos sus órganos. Recuerde que a través de la sangre se transporta el oxígeno y los nutrientes que necesitan sus células para funcionar correctamente, así pues, cuando hace ejercicio, el oxígeno y los nutrientes llegan con mayor efectividad y en mayor cantidad a sus células.

Las personas que practican deporte son las que menos se enferman y son las que viven más tiempo y en mejores condiciones de salud

Usted puede mejorar el control de su diabetes, y en algunos casos "sanarse" a través del ejercicio, muchos pacientes disminuyen o dejan de tomar medicamentos gracias al efecto del ejercicio, además de que pueden proyectar el beneficio hacia sus familiares. Para ello, haga lo siguiente:

✓ Seleccione y Planee el tipo de ejercicio o deporte que quiera y pueda realizar
✓ Adquiera los elementos que necesitara
✓ No se exponga, su seguridad es muy importante, tome en cuenta las precauciones y las indicaciones que se le dan en este libro
✓ Acuda a valoración médica antes de iniciar su programa de ejercicio
✓ Realice su ejercicio de acuerdo a su planeación y capacidad física
✓ Siga un orden y lleve anotaciones de sus ejercicios, incrementándolos paulatinamente
✓ Evalúe sus resultados periódicamente y motívese con ellos

Selección y Planeación: Compare el ejercicio con el de un gran viaje que va a realizar, seleccione el ejercicio de su agrado; planee cuando empezara a hacerlo, en donde, con quien o con quienes, que días, en que horario y disfrute de su planeación. Recuerde que al igual que en un viaje debe planear de acuerdo a sus posibilidades, tiene que empezar por lo que pueda y esté dispuesto a realizar. Para un viaje, una persona puede querer viajar por todo el mundo y conocer 20 países, y lo puede planear, pero si no tiene la posibilidad de hacerlo de nada le servirá haberlo planeado; lo mejor será primero planear un viaje corto y a un lugar cercano.

Al prepararse para hacer ejercicio, piense en qué puede hacer, por ejemplo, si es usted una persona muy ocupada y solo puede empezar por realizar ejercicio tres veces a la semana y solo por 30 minutos, hágalo, no importa que solo sean tres días, cuando vaya descubriendo los beneficios del ejercicio usted encontrara la forma y el tiempo para hacer más.

Un ejemplo de planeación es el siguiente

Iniciare con mi plan de ejercicio a partir de la próxima semana, los días lunes, miércoles y viernes de 6:30 a 7:00 de la tarde y los sábados de 8:00 a 8:30 de la mañana.

Los lunes, miércoles y viernes, utilizaré la bicicleta estacionaria que tengo en mi casa durante 20 minutos y los sábados saldré a caminar al parque.

P0r el momento no puedo ir los martes y los jueves porque salgo muy tarde del trabajo y tampoco los domingos porque voy a casa de mis padres con mi familia.

Adquiera los elementos que necesitara. Si usted planea viajar a la playa, tal vez tenga que comprarse un traje de baño, sandalias, toalla y un protector solar por lo menos. Así también para el ejercicio usted debe adquirir ropa y calzado adecuados, los cuales probablemente ya tenga, de no ser así recuerde que el tenis debe ser cómodo, no apretado y de suela blanda; la ropa debe ser amplia y cómoda, si decide caminar o trotar necesitará pants, tenis y gorra, es todo lo que necesita para empezar.

No se exponga: El ejercicio debe realizarse con seguridad para lo cual se establece la toma del pulso y el cálculo de la frecuencia aeróbica.

REALIDAD DE LA DIABETES

Es importante que su glucosa este bien controlada, si tiene descontrol de su glucosa (más de 140 en ayunas y/o más de 180 después de los alimentos) empiece por mejorar su control con ayuda del médico y lo que lea en este libro en los capítulos relacionados con el control de su diabetes.

Acuda a valoración médica: Lo más adecuado es que este teniendo un control por su médico y que sus exámenes de laboratorio estén en parámetros normales; si hay algún problema debe también corregirlo antes de iniciar la actividad física. También si tiene otras enfermedades agregadas como: hipertensión, colesterol o triglicéridos altos, deben estar controladas y por seguridad inicie su ejercicio con un esfuerzo del 50 al 60% tomando en cuenta su Frecuencia Aeróbica Máxima (FAM) para empezar a establecer el hábito del ejercicio paulatinamente.

Siga un orden y lleve anotaciones de sus ejercicios: En ese viaje a la playa, usted seguramente llevaría cámara o videocámara para guardar los momentos más memorables de su viaje. De forma similar, en el ejercicio, esos momentos anótelos en una libreta, eso le permitirá identificar como esta su capacidad física al inicio y comprobará cómo va mejorando; esto le servirá de motivación para seguir adelante. Busque una libreta durable, de preferencia sin arillos para que no se desprendan las hojas con el tiempo. Utilice la vestimenta adecuada, tómese su tiempo, no importa que sean 20 minutos o una hora, disfrútelas. El ejercicio nos libera del estrés cuando se realiza adecuadamente y recuerde que el estrés es una de las causas de que aumente la glucosa en sangre.

Un ejemplo para sus anotaciones

- Lunes 5 de febrero: 6:30 pm bicicleta, cinco minutos de calentamiento y 20 de bicicleta, me sentí bien, no me canse, mi pulso estuvo entre 110 y 130.

- Miércoles 7 de febrero: 6:30 pm igual, hoy realice 30 minutos de bicicleta, me sentí mejor que el lunes pues a pesar de que hice más ejercicio me canse menos. mi pulso estuvo entre 100 y 120.
- Viernes 9 de febrero: No pude hacer ejercicio porque tuve trabajo extra en la oficina y llegué muy tarde a mi casa.
- Domingo 11 de febrero: 8:00 am. No tenía planeado el ejercicio, pero mi hijo tuvo partido de futbol, fui con él y aproveché para trotar, le di cinco vueltas al campo en 24 minutos. Mi pulso estuvo entre 120 y 135, la otra semana volveré a ir con él.

REGISTRO SEMANAL DE EJERCICIO					
SOLO PARA PERSONAS DULCES					
Fecha	Hora	Tipo de Ejercicio	Tiempo de ejercicio	Distancia, Recorrido ó Rutina.	Observaciones
Domingo					
Lunes					
Martes					
Miércoles					
Jueves					
Viernes					
Sábado					
TOTAL					

Evalúe sus resultados periódicamente y motívese con ellos

Recuerde que el beneficio del ejercicio se siente después de varias semanas e incluso meses de estarlo realizando, pero siempre valorara el realizarlo. Evalué sus resultados, para ello, al inicio realice un recorrido en una distancia determinada o una rutina específica y anote el tiempo, su pulso y su nivel de esfuerzo, repita el mismo recorrido o rutina cada mes, para identificar con certeza que tanto mejora su capacidad física.

Cuando realice ejercicio con regularidad y efectividad su cerebro empezara a liberar unas sustancias llamadas endorfinas y encefalinas, las cuales mejoran el tono de las arterias y el corazón; el ejercicio genera un mejor estado de ánimo, además este incremento en la circulación a nivel cerebral, estimulara sus capacidades de razonamiento y análisis, se sorprenderá cuando durante el ejercicio le surjan ideas y su mente trabaje más eficazmente, muchas personas encuentran la solución a sus problemas durante la práctica del ejercicio.

Bien, empiece hoy mismo, no espere más. Levántese, promuévase, anímese, acompáñese de algún ser querido para motivarse y para empezar a beneficiar a alguien más (hijo@, esposa@, hermano@, etc.) a quien le evitara el desarrollo de la diabetes.

La caminata es uno de los ejercicios que mayores beneficios otorga a las personas dulces, pero si es posible realícelos acompañado. Si va con su pareja será un momento adecuado para platicar para conocerse más, para disfrutar de una actividad compartida.

Recomendaciones para realizar ejercicio

Mientras usted realiza ejercicio su corazón empieza a latir con más rapidez y enviar la sangre con más fuerza a todos sus órganos, de esta manera mejora su circulación y el funcionamiento de todo su cuerpo, pero hay que hacerlo en forma adecuada ya que el exceso también puede ser perjudicial.

El pulso de una persona puede variar dependiendo de su condición física y de otros aspectos, normalmente se encuentra entre 60 a 90 pulsaciones por minuto. Es importante que primero conozca cuál es su pulso habitual, para ello le recomendamos que se lo tome por lo menos en tres ocasiones diferentes, después de haber estado en reposo por lo menos 10 minutos.

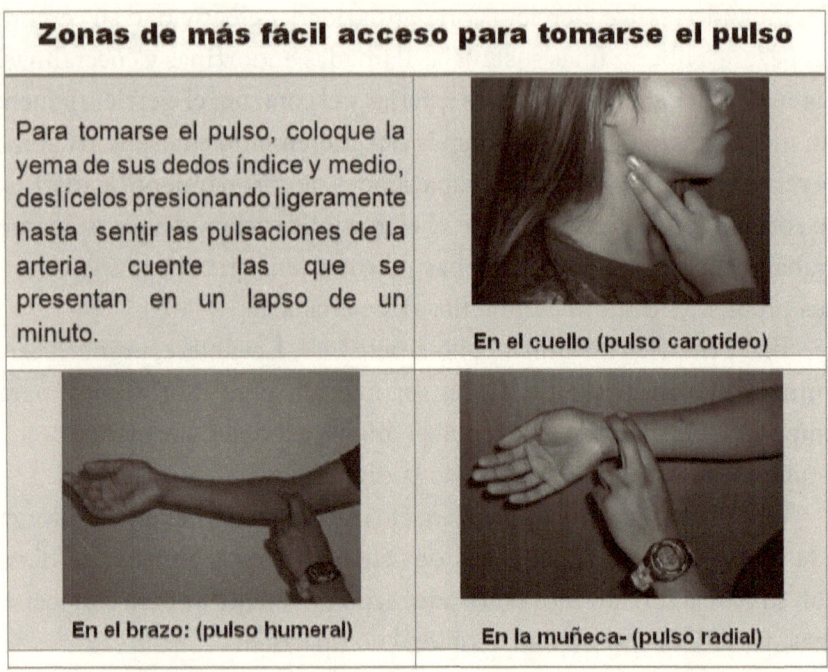

Zonas de más fácil acceso para tomarse el pulso

Para tomarse el pulso, coloque la yema de sus dedos índice y medio, deslícelos presionando ligeramente hasta sentir las pulsaciones de la arteria, cuente las que se presentan en un lapso de un minuto.

En el cuello (pulso carotideo)

En el brazo: (pulso humeral)

En la muñeca- (pulso radial)

Identifique en cual sitio le es más fácil tomarse el pulso mientras realiza ejercicio

¿Para qué me sirve tomarme el pulso?

El pulso nos dice con qué frecuencia está latiendo su corazón, lo cual se llama Frecuencia Cardiaca (FC), cuando usted está en reposo su corazón late más despacio y le denominamos FC en reposo (FCR), cuando hace ejercicio su corazón empieza a latir con más fuerza y si realiza el ejercicio manteniendo un ritmo y esfuerzo medianos, el ejercicio es aeróbico y durante el mismo su corazón mantiene una frecuencia donde el transporte de oxígeno y nutrientes hacia su cuerpo es eficiente, a esta frecuencia cardiaca le llamamos FC Aeróbica (FCA).

Si el corazón tuviera una frecuencia muy alta durante el ejercicio, se puede presentar un infarto, por eso es tan importante conocer cuál es la frecuencia aeróbica que debe mantenerse durante la actividad física. Esta frecuencia es diferente en cada persona, por ello se utilizan algunos procedimientos para saber cuál es la más adecuada.

La Frecuencia Cardiaca Máxima es el mayor número de latidos por minuto que puede llegar a tener una persona durante el ejercicio, pero no se recomienda llegar a ella por el alto riesgo de presentar un infarto. Por ello lo que se hace en la actualidad es calcular la FCM de una persona, dependiendo de sus características y evaluación, se estima que porciento de esta FCM se debe alcanzar durante el ejercicio para realizarlo con seguridad. Por ejemplo, si usted nunca ha realizado ejercicio, lo más recomendable es que al hacerlo su FCA se mantenga en un 50 a 59 % de su FCM:

Recuerde los conceptos y abreviaturas:

FC: Frecuencia Cardiaca.
FCR: Frecuencia Cardiaca en reposo.
FCA: Frecuencia cardiaca Aeróbica.
FCM: Frecuencia Cardiaca Máxima.

Durante el ejercicio usted debe mantener su FCA

¿Cómo saber cuál es mi Frecuencia Cardiaca Aeróbica?

Para conocer su FCA, lo primero que tiene que determinar es su FCM, para lo cual solo tiene que restarle su edad a 220, y esa es su FCM. Por ejemplo, si tiene 50 años, se los resta a 220 y su FCM es de 170. Es así que la frecuencia cardiaca máxima (FCM) de una persona de 40 años de edad es 220 -40 = 180 y los diferentes porcientos de 180 s0n:

40% de 180 = 72	45% de 180 = 81	50% de 180 = 90
55% de 180 = 99	60% de 180 = 108	65% de 180= 117
70% de 180 = 126	75% de 180 = 135	80% de 180 = 144

Ya que conoce su FCM, considere que esta es el 100% y que la FCA es el porcentaje de su FCM que se recomienda que mantenga durante el ejercicio.

Si nunca ha realizado ejercicio iniciar con un 50 a 59 % de su FCM

Si ha realizado, pero en forma irregular iniciar con un 60 a 69%

Si realiza ejercicio regularmente: Mantener su FCA en un 70 a 79% de su FCM

Las anteriores indicaciones se dan considerando que se encuentra controlado de su diabetes y de sus enfermedades agregadas si las tiene. En caso de descontrol o de presencia de complicaciones el ejercicio y la FCA deben ser indicados por su médico.

La FCA mayor de 80% solo se recomienda cuando el paciente tiene un programa formal de entrenamiento físico o es deportista competitivo.

Recuerde que esta guía es orientativa, pero, así como en la alimentación cada persona es diferente, hay personas que a pesar de no haber realizado ejercicio tienen muy buena capacidad física y hay otras que no, por eso estas tablas se utilizan para iniciar el ejercicio con seguridad, y de acuerdo a los resultados se van incrementando los tiempos e intensidades de las actividades físicas seleccionadas.

La siguiente tabla de esfuerzo le puede ayudar para iniciar su actividad física sin riesgos, en general se recomienda comenzar con un esfuerzo mínimo o leve.

TABLA DE ESFUERZO EN EL EJERCICIO		
DE ACUERDO AL PORCIENTO DE LA FCM		
ESFUERZO	% DE SU FCM	EJEMPLO Edad: 40 años FCA recomendada
NULO	40 a 49 %	72 a 89 por minuto
MINIMO	50 a 59 %	90 a 107 "
LEVE	60 a 64 %	108 a 116 "
MEDIANO	65 a 69 %	117 a 125 "
FUERTE	70 a 74 %	126 a 134 "
SUBMAXIMO	75 a 79 %	135 a 143 "
MAXIMO	80 ó más %	144 ó mas "

*La Frecuencia Cardiaca Aeróbica (FCA) recomendada se establece de acuerdo al nivel de esfuerzo que se debe realizar. En el ejemplo la Frecuencia Cardiaca Máxima (FCM) de una persona de 40 años es de 180 (220-40).

De acuerdo a su edad y a la intensidad del esfuerzo que le corresponde, usted puede calcular cuál es su Frecuencia Cardiaca Aeróbica que debe mantener durante el ejercicio, por ejemplo: Si tienen 46 años de edad y quiere saber cuál es su FCM le resta 46 a 220 lo que le da como resultado 174 como FCM, si quiere iniciar con un esfuerzo leve (60 a 64% de su FCM), multiplique 174 x .60 lo que le dará 104.4 y luego multiplique 174 x .64 que le dará 111.36, entonces la frecuencia cardiaca que debe mantener para realizar un esfuerzo leve es entre 104 a 111 pulsaciones por minuto.

Es importante considerar que estas tablas están realizadas tomando como base un paciente con diabetes con una condición física normal, pero también en este caso debemos particularizar el ejercicio a su persona.

ESTILO DE VIDA

El estilo de vida y el estrés

El estilo de vida y el estrés se relacionan con el estado emocional, la ansiedad, angustia y depresión se relacionan con descontrol de la diabetes y pueden cambiar a través de un buen estilo de vida y manejo del estrés a un estado de tranquilidad, relajación y optimismo, que pueden favorecer el control de la diabetes.

¿Qué es el estilo de vida?

¿Cómo contribuye al control de la diabetes?

El estilo de vida se refiere a las actividades que acostumbramos realizar con periodicidad. Si es el caso de que usted acostumbra todos los fines de semana visitar a sus familiares y convivir con ellos, eso forma parte de su estilo de vida. Si ve el noticiero todas las noches es también parte de su estilo de vida, pero, si usted va a al gimnasio un día y vuelve a ir un mes después eso es algo ocasional y no es parte de su estilo de vida. Los estilos de vida pueden ser personales, familiares, laborales y sociales. Si usted durante cinco días a la semana se levanta a las 6:00 am y hace media hora de ejercicio, se baña, desayuna algo ligero antes de ir a trabajar, eso es parte de su estilo de vida personal.

Si en su trabajo tiene que ayudar a descargar paquetes durante dos o tres horas todos los viernes, eso es parte de su estilo de vida laboral. Si decide cortar el césped en su casa y resanar y pintar paredes todos los fines de semana, promoviendo que sus hijos también participen para mantener presentable el hogar, y por las tardes para descansar juegan al aire libre una o dos horas, eso forma parte de estilo de vida familiar. Si los fines de semana se reúne con sus amigos para jugar ping pong, fútbol, basquetbol, salir a caminar o a montar bicicleta, eso es parte de su estilo de vida social.

Hay buenos y malos estilos de vida. Los que se han señalado corresponden a buenos estilos de vida; pero ahora imagine una persona que nunca se levanta temprano para hacer ejercicio, que en su trabajo busca la manera de evitar las actividades físicas, que no realiza actividades en su casa, se la pasa viendo la televisión y que cuando se reúne con sus amigos es para ver el fútbol y tomar cervezas, tal vez

REALIDAD DE LA DIABETES

le parezca increíble, pero hay personas que son así, con un mal estilo de vida en todas las áreas, y es por ello que:

Los malos estilos de vida son una de las causas más importantes de la diabetes

Pero también por otra parte, los buenos estilos de vida pueden mejorar el control de la diabetes y es la mejor forma de prevenirla en sus familiares y amistades. En general todos los estilos de vida se pueden mejorar, recuerde que las distracciones de nuestro tiempo son generalmente sedentarias y si bien son actividades recreativas, son perjudiciales cuando se realizan en exceso, por ejemplo, el ver la televisión es una actividad que le puede ayudar a relajarse y distraerse, pero si es por varias horas al día deja de ser un beneficio y se convierte en un mal para su salud y para el control de su diabetes.

Inicie paulatinamente. Si acostumbra ver televisión tres o cuatro horas al día, empiece por disminuir a una o dos horas al día, sustitúyala por alguna donde realice actividad física, en ocasiones el ejercicio puede ser el hecho de llevar cabo actividades hogareñas como: limpiar, lavar, arreglar el jardín o la cochera, pintar, etc. Pero, aún éstas, deben ser actividades que le hagan sentir bien, que le relajen y que le liberen del estrés. Por ello se reitera, practicar algún deporte o hacer actividad física con su familia una o dos veces por semana. Para divertirse, seleccione actividades donde realicen ejercicio como: caminatas, paseos en bicicleta, días de campo o practiquen juegos al aire libre. Mantenga un pensamiento positivo, controle su estado de ánimo (trate de no enojarse fácilmente, de no preocuparse demasiado, etc.) es decir, aprenda a manejar el estrés.

El estrés
¿Cómo afecta el estrés a la diabetes?
¿Cómo manejarlo?

El factor emocional es determinante, una persona deprimida, angustiada o con ansiedad está en estado de estrés, lo que propicia un mal control de su diabetes,

El estrés puede ser:

- Laboral
- Social
- Familiar
- Personal

En cada uno de estos ámbitos se genera estrés que nos afecta de diferentes formas. Es importante identificar el tipo de estrés que le aqueja para reconocer las causas que lo generan y actuar en ese ámbito buscando soluciones. Lo relevante en este caso, es que si usted lo identifica podrá manejarlo. No permita que el estrés perjudique su salud, la mejor forma de tratarlo es encontrando la manera de eliminarlo. En general es fácil hacerlo si encontramos el mecanismo para alejarlo de nuestra vida.

No permita que el estrés empeore su diabetes. Ya se han dado indicaciones de cómo cambiar su estilo de vida, en este, se incluye el ejercicio, mismo que ayudará en gran medida a eliminar el estrés. Recuerde que muchas cosas no dependen de nosotros, por lo que, si en el ámbito laboral generalmente surge el estrés, seguramente no podrá evitarlo, podrá disminuirlo cada día para evitar que domine su vida y deteriore su salud. Realice ejercicio sin presión, buscando el momento para empezar, el hábito del mismo, le hará sentir en corto tiempo las bondades del ejercicio sobre el estrés.

CAPITULO X

MEDICAMENTOS E INSULINA

Dr. Mario Eduardo Martínez

Los medicamentos

¿Cuáles son los medicamentos para la diabetes?
¿Cómo actúan?

La prescripción de medicamento y sus dosis es responsabilidad exclusiva de su médico, no se realice usted ajustes ni cambie de medicamentos sin indicación médica ya que puede ser muy peligroso, en esta sección lo importante es que usted sepa cuales son los diferentes medicamentos que existen para el tratamiento de la diabetes y cómo actúan, si tienen dudas respecto a porque está usted recibiendo algún medicamento o sobre la dosis, debe consultarlo con su médico.

Existe una gran variedad de medicamentos para el tratamiento de las personas dulces, los cuales se clasifican de acuerdo a la manera en que actúan para mejorar el control de la diabetes.

1.- Aumentan la secreción de insulina: actúan sobre las células beta del páncreas estimulando la producción de insulina. Son las sulfonilureas y las Glinidas.

Las Sulfonilureas son: Glibenclamida y Glimepirida.

La Glibenclamida se debe tomar 2 o 3 veces al día ya que su vida media es corta. Su dosis de inicio recomendada es de 2.5 a 5 mg. al día y su dosis máxima es de 20 mg al día. Viene sola en tabletas de 5 mg., o en dosis de 2.5 y de 5 mg. combinada con metformina.

La Glimepirida tiene una vida media más prolongada, por lo que se puede utilizar una sola vez al día y en algunas ocasiones dos veces, su dosis de inicio es de 1 a 2 mg y su dosis máxima des de 8 mg. Viene sola en tabletas de 2, 3 y 4 mg. o en dosis de 2 y de 4 mg combinada con metformina.

Las Glinidas son: Repaglinida y Nateglinida. tienen la vida media más corta, y un inicio de acción más rápido, por lo que se utilizan preferentemente en pacientes que tienen aumentos de la glucosa después de los alimentos, se toman antes de los alimentos para disminuir o evitar estas elevaciones.

2.- Mejoran la acción de la insulina:

Metformina. - Es el medicamento de mayor utilización en el tratamiento de la diabetes, se puede combinar prácticamente con todos los demás medicamentos, actúa mejorando la respuesta a la acción de la insulina, también se puede utilizar en prediabetes. Viene sola en tabletas de 500, 850 y 1000 mg. y combinada tiene presentaciones con sulfonilureas, glitazonas e inhibidores DPP-4.

Tiazolidinedionas: También llamadas glitazonas, actúan al igual que la metformina mejorando la respuesta a la acción de la insulina, pero por otro mecanismo de acción por lo que se pueden utilizar ambas al mismo tiempo, también tienen un efecto positivo sobre la funcionalidad de las células beta.

Estas son la Pioglitazona y la Rosiglitazona.

3.- Inhiben la absorción de glucosa en el intestino:

La Acarbosa actúa inhibiendo la absorción de glucosa a nivel intestinal, por lo que debe tomarse antes de los alimentos, vienen en

REALIDAD DE LA DIABETES

tabletas de 50 y de 100 mg. siendo estas su dosis de inicio y su dosis máxima.

4.- Mejoran el funcionamiento del páncreas y disminuyen la producción de glucosa por el hígado:

Inhibidores de la DPP-4 o Gliptinas: Este grupo de medicamentos son los que a futuro se espera sean los de mayor utilización, ya que tienen efectos positivos sobre la funcionalidad de las células beta, disminuyendo su apoptosis (muerte celular) y aumentando su masa. Son los únicos medicamentos que además tienen efecto sobre las células alfa que producen una hormona llamada glucagón que se encarga de aumenta la producción de glucosa por el hígado. Los inhibidores DPP-4, al disminuir la producción de glucagón, disminuyen la producción de glucosa por el hígado favoreciendo el control de la diabetes. Las gliptinas son: Vildagliptina, Sitagliptina, Saxagliptina, Linagliptina y Alogliptina.

Agonistas del receptor GLP 1: Los agonistas el receptor GLP-1, tienen un mecanismo similar al de los inhibidores DPP-4 con algunas ventajas sobre ello como son el que el efecto benéfico sobre la funcionalidad de la célula beta es mayor y que contribuye a la pérdida de peso, de tal modo que han sido autorizados para su uso en obesidad, en casos especiales. Los GLP-1 son inyectables y se administran por vía subcutánea, hay presentaciones de aplicación una vez al día y presentaciones de larga acción para aplicación una vez a la semana. Entre los GLP-1 podemos mencionar a: Exenatida, Liraglutida, Lixenatida, Albiglutida, Dulaglutida y Semaglutida.

También hay combinaciones de Agonistas del receptor GLP 1 con insulina. Como por ejemplo Soliqua que combina insulina glargina con Lixisenatida y Xultophy que combina insulina degludec con liraglutida

Tanto los Inhibidores DPP-4 como los GLP-1 están siendo valorados para su utilización en Prediabetes asociada con obesidad. Pero la indicación debe ser establecida por un endocrinólogo y solamente en pacientes seleccionados.

167

5.- Incrementan la eliminación renal de glucosa.

Inhibidores SGLT2 o Glifozinas: (Dapaglifozina y Canaglifozina), actúan incrementando la eliminación de glucosa por lo riñones, son los fármacos más recientes en el tratamiento de la diabetes.

6.-Disminuyen indirectamente las necesidades de insulina al favorecer la baja de peso:

Moduladores de peso: en este grupo se considera a los medicamentos que pueden favorecer la disminución de peso como coadyuvantes con los programas de actividad física y alimentación que se utilizan en el tratamiento de la obesidad. Son el Orlistat y la L- carnitina

7.- Coadyuvantes:

Múltiples medicamentos pueden ser utilizados en el tratamiento de las personas dulces, para manejar los aspectos relacionados con la alimentación, la actividad física, el estado de ánimo y el estado de salud. Puede ser necesario dar tratamientos para la ansiedad, la depresión, el exceso de apetito, y muchas otras alteraciones más que pueden contribuir al descontrol de la diabetes si no son manejadas adecuadamente.

LA INSULINA

¿Qué tipos de insulina hay y cómo actúan?
¿Cómo hacer mis ajustes de insulina?

La diabetes y caracteriza por una deficiencia de la insulina ya sea en su producción o en su acción, el páncreas habitualmente se está dañando y es incapaz de producir la cantidad adecuada de insulina para lograr mantener los niveles de glucosa normales en la sangre, por ello se considera que la insulina es uno de los mejores tratamientos que existe para la diabetes. Hay diferentes tipos de insulina que son:

CLASIFICACION DE LAS INSULINAS

TIPO DE INSULINA	Inicio de acción	Pico de acción	Duración del efecto	Numero de Aplicaciones
De acción Rápida Lispro, Aspart, Glulicina	10 min	1 hora	2-4 horas	1 a 3 al dia y en urgencias
Cristalina o Regular (R)	20 min a 1 hora	2 a 5 horas	5 a 8 horas	1 a 3 al dia y en urgencias
Intermedia (NPH)	30 min a 2 horas	4 a 12 horas	8 a 14 horas	1 a 2 veces al dia
De acción larga Detemir, Glargina	1 a 2 horas	No tiene	18 a 24 horas	1 vez al dia
De acción ultra larga (insulina Degludec)	3 a 4 horas	No tiene	36 a 72 horas	1 vez al dia o cada 3 días.

Su médico le indicara el tipo de insulina, dosis y número de aplicaciones que usted debe utilizar

Es muy importante que usted conozca en que tiempo empieza a actuar la insulina después de aplicarse (Inicio de acción), en qué momento presenta su efecto máximo (pico de acción) y cuánto dura su efecto.

En ocasiones al paciente le ponen una insulina de acción larga y a los 5 minutos se empieza a sentir mal y refiere que es por la insulina, si consideramos que después de la inyección la insulina empieza su acción hasta 1 o 2 horas después de la aplicación hay que considerar que si el paciente se siente mal no es por la insulina. También si usted presenta bajas de azúcar al mediodía puede que esto se relacione con el pico de acción de la insulina que está utilizando, en este caso su médico decidirá si requiere un ajuste de dosis o la adición de un alimento al mediodía.

Todos los pacientes que están en tratamiento con insulina deben tener su glucómetro y realizarse su monitoreo de glucosa de acuerdo a su grado de control.

En algunos casos su médico le puede capacitar y autorizar para que usted se realice sus ajustes de insulina, en general estos ajustes se realizan en porcentajes de un 5 a 10 % de su dosis de insulina. Estos son si usted se está poniendo 40 Unidades al día, podría hacerse ajustes de 2 a 4 Unidades. Recuerde que los ajustes de insulina de su parte requieren que sea capacitado, que lleve un registro de sus monitoreos y que se mantenga en contacto estrecho con su médico.

REQUISITOS PARA PODER REALIZARSE EL AUTOAJUSTE DE DOSIS DE INSULINA

1. Haber sido capacitado por medico endocrinólogo.
2. Llevar su monitoreo glucémico tal como lo indica la hoja de recomendaciones para el monitoreo.
3. Tener un buen control de la diabetes y querer alcanzar un excelente control o tener un descontrol leve.

Los ajustes son muy variables dependiendo de la o las insulinas que se esté aplicando y del horario en el cual este presentando el descontrol de su glucosa. A manera de ejemplo, le ponemos una hoja de indicaciones para ajuste de dosis de insulina de un paciente en tratamiento con insulina rápida e intermedia y otra de un paciente en tratamiento con insulina de acción prolongada.

Clínica de Diabetes, Nutrición y Endocrinología

Dr. Mario Eduardo Martínez Sánchez

Endocrinólogo y Nutriólogo

Diabetes, Obesidad, Tiroides, Hipertensión y enfermedades endocrinas

U.R.S.E   H.E.C.M.R.   U.N.A.M.   I.P.N.

Cedula Profesional: 1298689

AJUSTE DE SU DOSIS DE INSULINA DE LARGA ACCIÓN:

Durante el tratamiento de su diabetes, usted puede tener altas y bajas de azúcar, las cuales pueden estar relacionadas con su alimentación, con su actividad física o con factores emocionales, pero también pueden ser porque es necesario aumentar o disminuir su dosis de insulina, lo cual generalmente debe realizar su médico, sin embargo, usted como paciente puede hacerse pequeños ajustes de un 5 a 10% sobre la cantidad de insulina que se está aplicando. Por ejemplo; si se está poniendo 40 Unidades, usted puede realizarse ajustes de 2 unidades de insulina, en lo que acude con su médico, estos ajustes pueden realizarse hasta 2 veces, si persiste el descontrol debe acudir con su médico ya que puede tener una infección u otra causa de descontrol.

Un excelente control de la diabetes se considera cuando se alcanzan cifras de glucosa (azúcar) de 70 a 100 en ayunas y de 80 a 140, 1 o 2 horas después de alimentos, (desayuno, comida o cena).

Un buen control se refiere a cifras de **glucosa en ayunas de 101 a 140** mg/dl. **y de 141 a 180, una o dos horas después de los alimentos.**

Usted debe checarse su glucosa, de acuerdo a lo establecido en su hoja de monitoreo, esto es, si tienen mal control debe checarse todos los días una o 2 veces.

Si su azúcar persiste alta en más de 2 chequeos, aumente su dosis de insulina 2 Unidades.

Por ejemplo, se está poniendo 20 Unidades, pero el día de antier tuvo glucosa postprandial de 240, ayer 220 y hoy 190, a partir de mañana empiécese a poner 22 Unidades. Posteriormente continúe checándose su azúcar y si mañana tiene 210, pasado mañana 180 y en tres días 200, entonces aumente su dosis a 24 Unidades. Se continúa checando y tiene 140 un día, 130 otro día y 135 al siguiente día, usted ya está en buen control por lo que debe continuar la misma dosis.

Lo contrario es que un día tenga una baja de azúcar., Por ejemplo 50, en primer lugar y en forma inmediata debe comer algo dulce en ese momento, luego tratar de identificar porque le bajo el azúcar, no se puso su insulina, no desayuno o comió bien, tuvo mucha actividad física, etc. Usted no identifica nada, se sigue poniendo la misma dosis de insulina y al siguiente día tienen 70 y a los dos días tiene 60, entonces debe disminuir su dosis de insulina. Si por ejemplo se está poniendo 20 Unidades debe bajarle a 18 y continuar checándose su glucosa una o 2 veces al día hasta que sus valores se encuentren dentro de lo normal.

Recuerde que solo puede realizarse ajustes de insulina si fue capacitado y autorizado por su endocrinólogo, con el cual debe mantenerse en contacto para que le oriente en sus ajustes de dosis de insulina.

Las Rozas 412-A, interior 8. Colonia Reforma. Tel. 951-688-5218 email: diabetologo@hotmail.com

Estas recomendaciones de monitoreo se elaboraron tomando en cuenta las recomendaciones internacionales 2021 y las del Libro Realidad de la Diabetes 2021. Editorial Palibrio. USA. Dr. Mario Eduardo Martínez Sánchez

Clínica de Diabetes, Nutrición y Endocrinología
Dr. Mario Eduardo Martínez Sánchez
Endocrinólogo y Nutriólogo
Diabetes, Obesidad, Tiroides, Hipertensión y enfermedades endocrinas
U.R.S.E   H.E.C.M.R.   U.N.A.M.   I.P.N.
Cedula Profesional: 1298689

AJUSTES DE SU DOSIS DE INSULINA: Se realizan cuando su Glucosa sale alta en 2 o más ocasiones en un mismo horario de chequeo. Esto es si se checa su azúcar a media tarde y le sale alta, deberá checársela nuevamente al siguiente día a la misma hora y si persiste alta, entonces podrá realizarse el ajuste. **Los ajustes de insulina están particularizados a cada paciente.**

En este ejemplo es un paciente que se aplica 18 de intermedia más 6 de regular antes del desayuno y 12 de intermedia más 4 de regular antes de la cena. Los ajustes deben ser solo de 2 Unidades con reajuste a los 3 o 4 días, en caso de requerir ajustes de más de 4 Unidades en total deberá consultarnos.

SI TIENE LA GLUCOSA ALTA:

En ayunas	aumentar la dosis de intermedia de la noche.
1 o 2 horas después del desayuno	aumentar la dosis de Rápida de la mañana.
Por la tarde	aumentar la dosis de intermedia de la mañana.
1 o 2 horas después de cenar	aumentar la dosis de Rápida de la noche.

SI TIENE LA GLUCOSA BAJA:

En ayunas	disminuir la dosis de intermedia de la noche.
1 o 2 horas después del desayuno	disminuir la dosis de Rápida de la mañana.
Por la tarde	disminuir la dosis de intermedia de la mañana.
1 o 2 horas después de cenar	disminuir la dosis de Rápida de la noche.

Recuerde que antes de realizar sus ajustes debe asegurarse que el alza o baja de azúcar no es debida a mayor o menor ingesta de alimentos, a menor o mayor actividad física o a situaciones de estrés emocional o procesos infecciosos, en cuyo caso requiere valoración médica.

También una insulina caducada, o una insulina que estuvo expuesta al calor o al sol, puede perder su actividad y ser la causa de que le suba el azúcar., Si al cambiar de frasco de Insulina inicia con descontrol de su azúcar, mejor cambie el frasco por uno nuevo.

Debe estar muy pendiente de los síntomas de baja de azúcar como son nerviosísimo, intranquilidad, sensación de angustia., mucha hambre "como con desesperación", dolor de cabeza, sudoración profusa, sensación de debilidad en todo el cuerpo, en estos casos consuma algo dulce como una fruta o medio vaso de Jugo de fruta o un dulce normal y chéquese su azúcar lo más pronto posible.

Estas indicaciones se complementan con la valoración y asesoría médica y están particularizadas a este paciente por lo que no pueden generalizarse a todas las personas con diabetes en tratamiento con insulina, ya que la sensibilidad insulínica y las necesidades difieren de una persona a otra.
Si tiene glucosa en ayunas mayor de 200 o postprandial mayor de 250, es necesario que acuda con su médico inmediatamente, ya que tienen un descontrol que puede complicarse.

Las Rosas 412-A, interior 5. Colonia Reforma. Tel. 951-688-5218 email: diabetologo@hotmail.com
Estas recomendaciones de monitoreo se elaboraron tomando en cuenta las recomendaciones internacionales 2021 y las del Libro Realidad de la Diabetes 2021. Editorial Palibrio. USA. Dr. Mario Eduardo Martínez Sánchez © Derechos Reservados

Si su glucosa en sangre está entre 141 a 200 mg/dl. en ayunas o antes de los alimentos y/o de 181 a 249 1 o 2 horas después de los alimentos, quiere decir que usted tiene un descontrol leve o grado 1, en algunos casos usted puede corregirlo por si solo y en otros será necesario que acuda con su médico. Por lo tanto, debe tratar de identificar las causas de su descontrol y realizar los ajustes necesarios, para ello pregúntese lo siguiente:

¿Es su alimentación la causa, ha cambiado la cantidad o el tipo de alimentos que consume?

¿Sus actividades físicas han disminuido?

¿Está aplicándose su insulina en la forma correcta?

¿Cambio de frasco de insulina o la expuso a una temperatura inadecuada o ya está caducada o está muy próxima su fecha de caducidad?

¿Está pasando por una situación de estrés no habitual?

¿Tiene ardor al orinar o fiebre o síntomas sugestivos de una infección?

Si usted detecta que es algunos de estos aspectos y puede corregirlo, hágalo y compruebe el resultado con su monitoreo. Si es una infección o si persiste el descontrol, el ajuste de la dosis de insulina no será suficiente ya que requiere de un tratamiento adicional por lo que es necesario que acuda con su médico.

GRADOS DE CONTROL DE LAS PERSONAS CON DIABETES		
Grado de Control	Glucosa en ayunas	Glucosa 1 o 2 horas después de comer
EXCELENTE CONTROL	60 a 100 mg/dl	80 a140 mg/dl
BUEN CONTROL	101 a 140 mg/dl	141 a 180 mg/dl
MAL CONTROL	Más de 141	Más de 180

CAPÍTULO XI

ENFERMEDADES AGREGADAS, OBESIDAD,
HIPERTENSIÓN Y DISLIPIDEMIAS

¿Qué es una enfermedad agregada?,
¿Cuáles son, porque debo saber de ellas?
La Obesidad.

Las personas dulces también pueden tener otras enfermedades, del hígado, de los pulmones, del estómago, entre otras muchas. Sin embargo, hay algunas enfermedades que contribuyen al descontrol de la diabetes o que aumentan el riesgo de las complicaciones, estas son a las que llamamos enfermedades agregadas, las más frecuentes y que tienen más efecto sobre la diabetes son:

* ❖ Obesidad
* ❖ Hipertensión
* ❖ Dislipidemias

Otras enfermedades agregadas como la insuficiencia venosa periférica (varices), el hipotiroidismo, la colecistitis crónica y otras más, en general son bien controladas, no condicionan descontrol o incremento en las complicaciones de la diabetes. Existen trastornos como la anemia renal, la gastropatía, neuropatía, nefropatía, pie diabético entre otros que son revisados en los capítulos correspondientes a las complicaciones de la diabetes.

Es muy importante recordar que la obesidad, la diabetes y las dislipidemias aumentan el riesgo de que una persona con diabetes tenga un infarto o un accidente vascular cerebral (embolia o hemorragia) a mayor grado de obesidad o de dislipidemia, y a mayor grado de descontrol de la hipertensión es más alto el riesgo, por ello debe conocer cómo evitar que se desarrollen en usted estas enfermedades. Si ya tiene alguna o varias de ellas, debe saber cómo lograr el buen control de las mismas para que no aumenten el riesgo de complicaciones.

¿Qué es la obesidad?

La obesidad es una enfermedad crónica recidivante con exceso de grasa corporal, que produce disfunciones y enfermedades físicas, psicológicas y sociales. México ocupa a nivel mundial el primer lugar en prevalencia de obesidad en niños y en mujeres y el segundo lugar en prevalencia de obesidad en hombres. La obesidad aumenta el riesgo de diabetes, hipertensión, infarto al corazón, embolias, depresión, problemas osteo articulares y gastrointestinales, disfunción sexual, infertilidad y cáncer entre muchas más. Si usted padece de obesidad, debe llevar un tratamiento adecuado para disminuir de peso, ya que es un factor determinante que le ayudara a controlar mejor su diabetes.

¿Cómo saber si tengo obesidad y en qué grado la tengo?

La obesidad se clasifica de acuerdo al Índice de Masa Corporal (IMC) que se obtiene a través de la fórmula IMC = Kg / mts.^{2} Si usted quiere sacar su ÍMC debe tomar su peso en Kg y dividirlo entre su estatura en metros al cuadrado.

Por ejemplo, mide 170 y pesa 88 Kg. realice el siguiente procedimiento

1. Multiplique 1.70 por 1.70 lo que le dará como resultado 2.89.
2. Divida 88 entre 2.89 lo que resultaría en 30.44.
3. Identifique este valor en la tabla del IMC.

TABLA DEL ÍNDICE DE MASA CORPORAL (IMC)

• IMC de 18.5 A 24.9	Normopeso
• IMC de 25 a 26.9	Sobrepeso Grado I
• IMC de 27 a 29.9	Sobrepeso Grado II (Preobesidad)
• IMC de 30 a 34.9	Obesidad Grado 1
• IMC de 35 a 39.9	Obesidad Grado 2 Obesidad
• IMC de 40 a 49.9	Grado 3 (Mórbida)
• IMC mayor de 50	Obesidad Grado 4 (Extrema)

De acuerdo a la clasificación, si su IMC es de 30.44, usted tendría obesidad grado 1.

El tratamiento de la obesidad se debe basar en un plan de alimentación saludable y en la práctica regular del ejercicio acompañado de estrategias para modificar el estilo de vida de la persona en forma permanente. Los endocrinólogos y nutriólogos son los especialistas que tratan esta enfermedad, si usted la padece acuda con ellos para recibir el tratamiento especializado. Los capítulos de plan de alimentación y de actividad física de este libro, pueden ayudarle a bajar de peso.

HIPERTENSIÓN Y DIABETES

Los grados de hipertensión
El monitoreo de la presión
El MAPA

¿Qué es la presión arterial?

Las arterias se encargan de transportar la sangre que lleva el oxígeno y los nutrientes a todas nuestras células. La sangre ejerce una presión sobre la pared de las arterias y a esto le llamamos presión arterial. La presión arterial se determina a través de dos valores: un valor sistólico que en el día debe estar entre 90 y 135 milímetros de mercurio (mm/Hg) y un valor diastólico que debe estar entre 60 y 85.

Cuando escribimos el valor de la presión arterial, ponemos la cifra de la presión sistólica sobre la de la presión diastólica por ejemplo 130/75 donde 130 es la sistólica y 75 es la diastólica. A la elevación persistente de la presión arterial por encima de 135/85 se le denomina hipertensión arterial, también llamada "el asesino silencioso", ya que en la mayoría de los casos no da ningún síntoma.

Los riesgos de la hipertensión

Los pacientes con hipertensión arterial tienen un mayor riesgo de presentar: Infarto al corazón, accidente vascular cerebral, insuficiencia renal, insuficiencia cardiaca, retinopatía hipertensiva, neuropatías y otras complicaciones que pueden llevarle a una discapacidad permanente o a la muerte. Para evitar estas complicaciones, los pacientes con hipertensión deben tratar de alcanzar un excelente control de su presión arterial, que se define por valores menores de 135/85 durante el día y de 125/75 durante la noche. La presión arterial fluctúa constantemente, sus valores más elevados son por la mañana al levantarse y los más bajos son durante el sueño. También varía ante emociones, actividad física, alimentación y otros factores.

GRADOS DE CONTROL DE LA PRESION ARTERIAL	
Excelente control	de 100/60 a 120/70
Buen control	de 120/70 a 135/85.
Descontrol leve	de 136/86 a 145/95.
Descontrol moderado	de146/96 a 150/100
Descontrol severo	mayor de 150/100.
*En caso de descontrol moderado o severo debe acudir inmediatamente con su medico.	

Monitoreo domiciliario de la presión arterial

Al igual que con la glucosa, los pacientes con hipertensión deben llevar un monitoreo de su presión arterial y anotar los resultados en una libreta, la cual deben mostrar en todas sus consultas médicas. Si usted tiene hipertensión, es necesario que tenga un aparato para medirse la presión (Baumanómetro) de preferencia que mida su presión a nivel del brazo ya que son más exactos. Dado que la presión puede variar durante el día y ante diferentes circunstancias, usted debe checársela en diferentes horarios y ante diversas circunstancias para que identifique con certeza el grado de control de su presión arterial. En seguida le mostrarnos una hoja de monitoreo de presión arterial, si usted observa, los horarios son los mismos que los que se sugieren en el monitoreo de la glucosa.

Clínica de Diabetes, Nutrición y Endocrinología

Dr. Mario Eduardo Martínez Sánchez

Endocrinólogo y Nutriólogo
Diabetes, Obesidad, Tiroides, Hipertensión y enfermedades endocrinas
U.R.S.E   H.E.C.M.R.   U.N.A.M.   I.P.N.

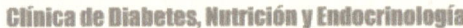

Cedula Profesional: 1298689

¿Qué es la presión arterial?

La sangre ejerce una presión sobre la pared de las arterias y a esto le llamamos presión arterial (PA) la cual se determina a través de 2 valores: un valor sistólico que en el día debe estar entre 90 y 135 milímetros de mercurio (mm/hg) y un valor diastólico que debe estar entre 60 y 85.

Cuando escribimos el valor de la PA. Ponemos la cifra de la presión diastólica por ejemplo 130/75 donde 130 es la sistólica y 75 es la diastólica. La hipertensión confiere un mayor riesgo de: infarto al corazón, accidente vascular cerebral, insuficiencia renal y otras complicaciones para evitarlas debe tratar de alcanzar un excelente control de su presión arterial que se define por valores menores de 135/75 durante la noche.

GRADOS DE CONTROL DE LA PRESION ARTERIAL	
Excelente control	De 100/60 a 120/70
Buen control	De 120/70 a 135/85
Descontrol leve	De 136/86 a 145/95
Descontrol moderado	De 146/96 a 150/100
Descontrol severo	Mayor de 150/100
En caso de descontrol moderado a severo debe acudir inmediatamente con su médico.	

La presión arterial fluctúa constantemente, ante emociones, actividad física, alimentación y otros factores, por ello se aconseja a los pacientes que están en buen control, se chequen su presión arterial 1 o 2 veces a la semana y a pacientes en descontrol leve 1 o 2 veces al día. Las mediciones deben ser en diferentes horas, los horarios recomendables son:

En ayunas   1 o 2 horas después del desayuno
Antes de la comida   1 o 2 horas después de la comida
Antes de la cena   1 o 2 horas después de la cena.
A las 2 o 3 de la mañana

En situaciones especiales. (Después de una comida inadecuada en una fiesta, cuando se ha alterado emocionalmente, etc.). Esto le permitirá empezar a conocerse, identificara con que alimentos y en que situaciones le sube el azúcar o la presión arterial a usted especialmente (ya que cada persona es diferente), y aprenderá a evitar dichos alimentos y/o situaciones para alcanzar un mejor control.

Deberá anotar todos sus resultados en una libreta especial para ello, y traerla en todas sus consultas, un ejemplo de cómo puede anotar es el siguiente. Mientras más detalles anote mejor.

Fecha	Hora	Presión	Tratamiento	Observaciones o Alimentos.

Cuando le salga alta o baja su presión arterial trate de identificar la causa y anótelo en su libreta.

Las Rosas 412-A, interior 8. Colonia Reforma. Tel. 951-688-5218 email: diabetologo@hotmail.com
Estas recomendaciones de monitoreo se elaboraron tomando en cuenta las recomendaciones internacionales 2021 y las del Libro Realidad de la Diabetes 2021. Editorial Palibrio. USA. Dr. Mario Eduardo Martínez Sánchez. © Derechos Reservados

Se aconseja a las personas que están en buen control, chequeos de presión arterial una o dos veces a la semana, a los pacientes en descontrol una o dos veces al día, anotando los resultados en una libreta que deben llevar a sus consultas con su médico tratante.

Monitoreo Ambulatorio de la Presión Arterial (MAPA)

Adicional a lo señalado, su médico podría realizarle un Monitoreo Ambulatorio de la Presión Arterial (MAPA), lo cual le permitiría identificar con más claridad las fluctuaciones de su presión arterial y las causas de las mismas. El MAPA se realiza a través de la colocación de un aparato totalmente automático y de gran precisión que mide su presión arterial cada 15 minutos durante el día y cada 30 minutos durante la noche. De esta manera se identifica con toda certeza el grado de control de su presión arterial y qué tanto se modifica en usted especialmente durante sus actividades cotidianas.

A través del MAPA se detecta si el medicamento que está tomando actualmente mantiene controlada su presión arterial durante las 24 horas del día, y de no ser así, en qué horas o en qué situaciones no se está controlando. En base a ello se pueden modificar los horarios en que toma su medicamento o cambiarlo si es necesario para lograr que tenga un EXCELENTE CONTROL DE SU PRESIÓN ARTERIAL. Disminuyendo así el riesgo de que tenga complicaciones. El MAPA es de gran valor para complementar el monitoreo domiciliario que usted lleva de su presión arterial.

Colocación del MAPA

La colocación del MAPA, no limita sus actividades cotidianas y es poco visible, en la figura se muestra con manga corta para que usted vea como se coloca el brazalete, en la práctica se le aconseja al paciente que use camisa o blusa de manga larga y saco o suéter, de esta manera no se ve ni el brazalete ni el monitor. Cuando usted entrega el monitor al médico éste descarga los datos en la computadora y con un programa especial, genera los resultados de las mediciones con gráficas, estadísticas e incluso recomendaciones para mejorar el control de su presión arterial. Solicítele a su médico que le realice este estudio.

Dr. Mario Eduardo Martínez Sánchez

MONITOREO AMBULATORIO DE LA PRESION ARTERIAL (MAPA)

Hacia un excelente control de la Hipertensión

¿QUÉ ES LA PRESIÓN ARTERIAL?

Las arterias se encargan de transportar la sangre que lleva el oxigeno y los nutrientes a todas nuestras células. La sangre ejerce una presión sobre la pared de las arterias, y a esto le llamamos Presión Arterial. (PA)

La PA se determina a través de 2 valores: Un valor sistólico que en el día, debe estar entre 90 y 135 milimetros de mercurio (mm/Hg) y un valor diastólico que debe estar entre 60 y 85.

Cuando escribimos el valor de la PA, ponemos la cifra de la presión sistólica sobre la de la presión diastólica por ejemplo 130/75 donde 130 es la sistólica y 75 es la diastólica.

A la elevación persistente de la presión arterial por encima de 135/85 se le denomina Hipertensión Arterial, también llamada "El Asesino Silencioso" ya que en la mayoría de los casos no da ningún síntoma.

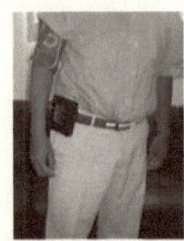

MONITOREO DE LA PRESIÓN ARTERIAL

Los especialistas damos a los pacientes con Hipertensión Arterial una hoja de **Monitoreo Domiciliario** donde se señalan los horarios y la frecuencia en que debe checarse su presión para que identifiquen con certeza su grado de control, así como los horarios y las situaciones en que le sube más. Y de acuerdo a ello mejoramos su tratamiento.

A los pacientes que están en buen control les aconsejamos chequeos de presión arterial 1 ó 2 veces a la semana y a pacientes en descontrol 1 o 2 veces al día, y que anoten los resultados en una libreta, que deben traer en sus consultas.

LOS RIESGOS DE LA HIPERTENSION.

Los pacientes con Hipertensión Arterial tiene un mayor riesgo de presentar: Infarto al corazón, accidente vascular cerebral, Insuficiencia renal, insuficiencia cardiaca, retinopatía hipertensiva neuropatias, glaucoma y otras complicaciones que pueden llevarle a una discapacidad permanente o a la muerte.

Para disminuir el riesgo de estas complicaciones, los pacientes con hipertensión deben tratar de alcanzar un excelente control de su presión arterial que se define por valores menores de 135/85 durante el día y de 125/75 durante la noche.

La Presión Arterial fluctúa constantemente, con valores más elevados por la mañana al levantarse y más bajos durante el sueño. También varía ante emociones, actividad física, alimentación y otros factores. Por ello se recomienda el "Monitoreo de la Presión Arterial"

¿Que es el MAPA?

El MAPA lo realizamos a través de la colocación de un aparato totalmente automático y de gran precisión que mide su presión arterial cada 15 minutos durante el día y cada 30 minutos durante la noche. De esta manera identificamos con toda certeza el grado de control de su PA y que tanto se modifica en usted especialmente durante sus actividades cotidianas. A través del MAPA detectamos si el medicamento que está tomando actualmente mantiene controlada su PA durante las 24 horas del día, y de no ser así en que horas o en que situaciones no le está controlando, en base a ello podemos modificar los horarios en que toma su medicamento o cambiarlo si es necesario para disminuir el riesgo de que tenga complicaciones. El MAPA se complementa con el "Monitoreo Domiciliario" que debe llevar y que le permitirá alcanzar un EXCELENTE CONTROL DE SU PRESIÓN ARTERIAL

Dr. Mario Eduardo Martínez Sánchez. diabetologo@hotmail.com

Las Dislipidemias y la Diabetes

Muy probablemente usted no había escuchado el nombre de dislipidemias, le asombrara saber que es un trastorno que está presente en más de la mitad de las personas con diabetes y que les aumenta el riesgo de tener un infarto o una embolia. Pero no se preocupe, en general este trastorno se puede manejar fácilmente, pero primero hay que saber

¿Qué es la dislipidemia?

La dislipidemia se define como la anormalidad en las concentraciones de lípidos en la sangre, que incrementan el riesgo de Infarto al corazón y accidente cerebrovascular en las personas.

Se reconocen tres Dislipidemias que son:

1. Hipercolesterolemia: Es el aumento en la sangre de las concentraciones de colesterol total.
2. Hipertrigliceridemia: Es el aumento en la sangre de las concentraciones de triglicéridos.
3. Hipoalfalipoproteinemia: Es la disminución en la sangre de las concentraciones de las Lipoproteínas de Alta Densidad (HDL), más conocidas como "Colesterol bueno".
   * Las mediciones de LDL (lipoproteínas de baja densidad) y de VLDL (Lipoproteínas de muy baja densidad), habitualmente acompañan a las elevaciones de Colesterol y de Triglicéridos respectivamente, de tal manera que en general LDL elevado nos indica Colesterol elevado y VLDL elevado nos indica triglicéridos elevados.

En el 2010 la revista de salud pública de México remarco la importancia de este padecimiento al señalar que la prevalencia de Hipertrigliceridemia era del 31.5%, la de Hipercolesterolemia del 43.3% y la de Hipoalfalipoproteinemia del 60.5% lo que las constituye en un problema de salud pública de gran magnitud. El

Sistema epidemiológico y estadístico de las defunciones (SEED) de México, dio a conocer que, en el 2009, las enfermedades del corazón, diabetes y enfermedades cerebrovasculares causaron 198,080 muertes que representan el 37.5% de todas las muertes ocurridas en el país en ese año.

¿Por qué las dislipidemias aumentan el riesgo de muerte?

Nuestro cuerpo necesita de los lípidos (grasas) que consumimos con los alimentos ya que tienen importantes funciones dentro de nuestro organismo, pero si por un exceso en su ingesta o por una disminución en su metabolismo, aumentan las concentraciones de colesterol o de triglicéridos en nuestra sangre, estos se depositan en la íntima de las arterias provocando un proceso de ateroesclerosis que disminuye la luz de las arterias y aumenta el riesgo de un infarto o una embolia, ya que se forman taponamientos en la sangre, si a esto le sumamos el aumento de glucosa en diabetes y el aumento de presión en la hipertensión podemos entender porque están entre las primeras causas de muerte.

Para saber si tiene alguna de las dislipidemias solo necesita de un sencillo examen de sangre. Así que pídale a su médico que le solicite: Colesterol, triglicéridos y HDL para que usted tenga la tranquilidad de que no tiene problemas con las grasas, y si se le detecta alguna anormalidad, para que se le establezca el tratamiento adecuado.

1. Hipercolesterolemia

El colesterol es una grasa muy importante en nuestro organismo, el cual es utilizado para formar las paredes de las células y para la producción de hormonas y otras sustancias. El colesterol habitualmente se deriva de las grasas que consumimos en los alimentos, pero también se puede producir en el hígado a partir de los azúcares. El colesterol se mantiene en forma de reserva en el tejido graso del organismo, es perjudicial comer en exceso alimentos grasos, pero también es inadecuado no consumir grasas ya que las necesitamos.

Los valores normales de colesterol en sangre son de 140 a 200. Si una persona tiene más de 200 podemos decir que tiene **hipercolesterolemia.** La elevación del colesterol en la sangre incrementa el riesgo de que a una persona le dé un infarto o una embolia, y es también un factor de riesgo para el desarrollo de prediabetes, de diabetes y de hipertensión. Dependiendo del grado de elevación del colesterol, la hipercolesterolemia puede ser: leve, moderada o severa.

Hipercolesterolemia leve. 200 a 249 mg/dl.

Generalmente se puede manejar sin medicamentos con plan de alimentación y actividad física. Si no se logra el objetivo con ello se pueden usar medicamentos.

Hipercolesterolemia moderado. 250 a 349 mg/dl.

Ésta indicado el uso de medicamentos desde el inicio, adicionalmente se establece el plan de alimentación y actividad física que en algunos casos puede normalizar los valores de colesterol y permitir la suspensión del medicamento.

Hipercolesterolemia severa. 350 mg/dl. o más

Se requieren medicamentos desde el inicio y generalmente en forma permanente. También debe establecerse el plan de alimentación y de actividad física.

Elevación de LDL

La elevación del colesterol generalmente se acompaña de elevación de LDL que es una proteína que transporta el colesterol y lo deposita en los tejidos para que sea utilizado por las células de nuestro cuerpo, sin embargo cuando los valores están por encima de lo normal, este depósito se vuelve perjudicial para nuestro cuerpo y al igual que el colesterol total, el aumento de LDL se relaciona con un aumento del riesgo de infartos y de embolias, es también un factor de riesgo para el desarrollo de prediabetes de diabetes y de hipertensión.

Las iniciales LDL vienen del inglés (Low Density Lipoprotein) que quiere decir Lipoproteínas de Baja Densidad. Los valores normales son de 60 a 100, sin embargo, en los pacientes con prediabetes, diabetes o con factores de riesgo se recomiendan valores de 50 a 70.

En todos los casos de elevación de LDL debe establecerse plan de alimentación bajo en grasas y plan de actividad física. Cuando la elevación es limítrofe puede dejarse el tratamiento farmacológico como segunda opción. Cuando esta elevado siempre debemos usar medicamento y de acuerdo a la respuesta en algunos casos el medicamento puede ya no ser necesario. En los casos de que LDL esté muy elevado el medicamento es indispensable y generalmente es de uso permanente.

Tanto en el caso del colesterol como del LDL elevados, el tratamiento es a base a los medicamentos conocidos como Estatinas, los cuales deben ser indicados por el médico, que ajustara la dosis de acuerdo a las características de cada paciente.

2. **Hipertrigliceridemia:**

Los triglicéridos son otro tipo de grasa que a diferencia del colesterol derivan principalmente del consumo de azúcares (carbohidratos), por ello lo más importante en el tratamiento de la elevación de triglicéridos es la disminución de azúcares en la alimentación.

Valor normal de triglicéridos: 110 a 170
De 171 a 499 hipertrigliceridemia leve

Cuando los valores están por debajo de 300, se recomienda establecer el plan de alimentación y de actividad física, generalmente con esto se normalizan los valores de triglicéridos, de no ser así, está indicado el uso de medicamentos. Cuando los valores están por encima de 300 es mejor usar medicamentos desde el inicio, y en muchas ocasiones con la alimentación y la actividad física puede ser posible que más adelante estos ya no sean necesarios.

500 a 999 hipertrigliceridemia moderada. Tratamiento con medicamentos en forma permanente

1000 o más hipertrigliceridemia severa. Tratamiento intrahospitalario ya que existe el riesgo de una pancreatitis por hipertrigliceridemia y con medicamentos en forma permanente.

Los triglicéridos elevados habitualmente se acompañan de incremento de VLDL que son lipoproteínas de muy baja densidad que participan en el transporte de este tipo de grasas. La elevación de ambas, incrementa el riesgo de infarto y embolias, por lo que es muy importante su tratamiento. Los medicamentos que se usan en este caso pertenecen al grupo llamado Fibratos. Su médico es quien deberá indicarle cuál de ellos y a qué dosis es el indicado para usted.

3. **Hipoalfalipoproteinemia:**

Los valores normales de HDL son: En la mujer más de 50 y en el hombre más de 40.

En general podemos decir que, si bien lo normal es de 40 a 60, lo óptimo es tener más de 60. Y lo malo es tener menos de 40 en el hombre y menos de 50 en la mujer. Cuando esto sucede es necesario establecer un tratamiento para aumentar el HDL.

La forma más eficaz de aumentar el HDL es la práctica regular de actividad física, y forma complementaria se pueden usar algunos medicamentos que aumentan HDL. También en este caso debe ser su médico quien le indique el medicamento y la dosis adecuada para usted.

EPÍLOGO

Después de más de 25 años de haberme titulado con mención honorifica como médico especialista en Endocrinología y Nutriología, he tenido la oportunidad de ostentar cargos académicos como catedrático de endocrinología en la universidad regional de sureste por 20 años, presidente de la Asociación Mexicana de Diabetes de Oaxaca, Subdelegado en México de la Asociación Latinoamericana de Diabetes, y Presidente del Capítulo Oaxaca de la Sociedad Mexicana de Nutrición y Endocrinología, Coordinador de los Diplomados de diabetes y de Hipertensión en el Instituto Politécnico Nacional por 3 años y otros más. Todo ello me ha dado la fortuna de ser invitado como profesor o congresista en más de 100 cursos nacionales e internacionales en México, Canadá, Estados Unidos, Alemania, España, Escocia, Barcelona, Colombia, República Dominicana y otros países, la responsabilidad de estar impartiendo cursos y conferencias a médicos generales, endocrinólogos y de diversas especialidades me ha obligado y ha dejado en mí el hábito de prepararme continuamente y mantenerme actualizado. De tal manera que una frase que me identifica es: "Todos los días reinicio mi búsqueda incansable por ser mejor médico para el beneficio de mis pacientes".

En los cursos y conferencias que doy a los médicos que ya ejercen la profesión, siempre les dijo que lo que puedo enseñarles en el tiempo de mis presentaciones es muy poco, porque la información en diabetes es muy amplia, entonces mi principal intensión es despertar su curiosidad en la diabetes, que quieran saber más, que sientan la necesidad de leer y de investigar, que lo que yo les enseño les sea de utilidad y beneficie a sus pacientes, pero sobre todo que se establezca en ellos esa agradable necesidad que se presenta en mi todos los días y que me impulsa a querer saber más sobre mis "Dulces pacientes".

Por eso quiero decirles a los pacientes, que espero que este libro les sea de utilidad, que realmente les ayude a mejorar el control de su diabetes, que les evite o retarde las complicaciones, que les mejore el control de las enfermedades agregadas si las tienen. Pero sobre todo mi principal objetivo, es despertar en ellos, la curiosidad sobre su diabetes, la necesidad de querer saber más sobre su propia diabetes, porque de esa manera podrán alcanzar un excelente control y evitarán las complicaciones favoreciéndoles una vida sana, productiva y exitosa.

Quiero terminar dejándoles el mensaje de "la promesa de las personas dulces" que les aconsejo hagan suyo, en su beneficio y el de su familia.

La promesa de las personas dulces:

Soy una persona dulce porque mi cuerpo no puede introducir eficientemente el azúcar en mis células y por ello mi sangre tiene más azúcar de lo normal, este exceso de azúcar puede dañar todas las partes de mi cuerpo y se con certeza que la diabetes mal controlada produce complicaciones que pueden afectar negativamente mi vida y la de mi familia y no quiero eso, ni para mí, ni para ellos.

Por eso hoy quiero prometerme a mí mismo que tratare de mantener controlada mi diabetes, a través de llevar una buena alimentación, practicar regularmente ejercicio y tener buen estilo de vida, porque estos son los tres pilares fundamentales en el tratamiento de la diabetes.

Estoy consciente de que esto requiere un gran esfuerzo y disciplina de mi parte y me comprometo a realizar todo lo necesario, checarme mi azúcar con frecuencia en diferentes horas del día, identificar y evitar los alimentos, actividades o situaciones que descontrolen mi diabetes, acudir a mis consultas médicas, seguir las indicaciones, realizarme mis exámenes, llevar a cabo los cuidados especiales que necesite pero sobre todo educarme en diabetes, leer y aprender todo lo necesario para tener un excelente control.

Pensare que esta diabetes que tengo es mía, y como lo que es nuestro lo queremos, voy a quererla y mantenerla bien controlada porque si lo hago disfrutare de una vida plena y sin complicaciones. Por mí y por las personas que quiero, porque "El amor a uno mismo es el principio de un largo romance", y porque "La mejor manera de demostrarle el amor a mi familia es cuidar mi salud para ser su fortaleza cuando me necesiten".

Seré una dulce y sana persona con Diabetes.
Lo prometo.

www.ingramcontent.com/pod-product-compliance
Lightning Source LLC
Chambersburg PA
CBHW021424170526
45164CB00001B/90